ÉTUDE

SUR

LES TUMEURS

DE LA

GLANDE LACRYMALE

ÉTUDE

SUR

LES TUMEURS

DE LA

GLANDE LACRYMALE

PAR

Le Dr Félicien SAUTEREAU

INTERNE EN MÉDECINE ET EN CHIRURGIE
DES HÔPITAUX ET HOSPICES CIVILS DE PARIS,

PARIS

LEFRANÇOIS, LIBRAIRE-EDITEUR

RUE CASIMIR-DELAVIGNE, 9 ET 10, PLACE DE L'ODÉON

1870

ÉTUDE

SUR

LES TUMEURS

DE LA

GLANDE LACRYMALE

OBJET DE CETTE ÉTUDE. — PLAN.

Mon but, dans ce travail, est d'examiner les différentes espèces de tumeurs qui peuvent se former aux dépens de la glande lacrymale.

Ce qui leur donne un intérêt tout particulier, c'est leur influence sur l'organe de la vision, dont elles modifient plus ou moins la forme, les rapports et les axes, dont elles entravent la nutrition et qu'elles finissent par détruire, si elles sont abandonnées à elles-mêmes.

Je me propose d'abord d'étudier ces tumeurs en elles-mêmes, c'est-à-dire dans leur nature, et leur structure intime, de les classer en divers groupes suivant leur texture anatomique, puis d'examiner chacun des signes qui les accompagnent et qui résultent de leur situation à la partie supérieure et externe de la cavité orbitaire, et du voisinage de l'œil, enfin de les distinguer des autres affections de l'orbite qui plus ou moins pourraient leur ressembler.

Les tumeurs observées dans la glande lacrymale sont de différentes espèces.

Les unes sont d'origine inflammatoire, et se terminent assez souvent par suppuration, ou bien nées sous l'influence de la diathèse scrofuleuse, elles se terminent par induration. Nous ne les étudierons point ici, à cause de la facilité qu'elles offrent au diagnostic.

Les autres sont le plus souvent formées aux dépens d'un des éléments de la glande, ou sont consécutives à sa dégénérescene.

On en distingue diverses variétés :

§ I. — Les kystes qui siégent soit dans la portion palpébrale, soit dans la portion orbitaire de la glande.

§ II. — Le chloroma, affection mal définie, qui n'est point propre du reste à l'organe sécréteur des larmes, mais qui peut s'étendre à un certain nombre d'organes.

§ III. — Les adénomes, autrefois désignés sous le nom d'hypertrophie simple, et formant deux classes selon que prédominent les culs-de-sac glandulaires, ou le stroma cellulo-fibreux.

§ IV. — Certaines tumeurs non décrites encore dans la glande : le myxome, la dégénérescence colloïde.

§ V. — Le squirrhe et l'encéphaloïde.

Nous rapportons, soit en détail, soit en résumé, la plupart des observations que nous avons pu recueillir dans les auteurs français et étrangers.

Pour le classement de ces tumeurs, nous nous sommes fondé, à défaut de l'anatomie pathologique, sur les symptômes, la marche et les caractères extérieurs.

Nous avons du reste suivi l'exemple de M. Polaillon, dont le travail publié dans le *Dictionnaire encyplopédique des sciences médicales* nous a été de la plus grande utilité.

I. — Kystes de la portion palpébrale de la glande lacrymale.

Sur le parcours des conduits excréteurs de la glande lacrymale, près de leur ouverture dans le cul-de-sac supérieur de la conjonctive se trouvent étalés des lobules glandulaires affectant par leur réunion une forme quadrilatère et surnommée glande accessoire ou glande de Rosenmüller.

C'est au milieu de cette portion de l'organe sécréteur des larmes que se forment des kystes transparents, appréciables à la vue et au toucher, et nommés aussi dacryops. Quelle est leur véritable origine?

Schmidt, qui l'un des premiers les décrit, pense que le liquide des larmes s'infiltre dans le tissu cellulaire à mailles très-larges qui double la conjonctive au moment où du globe oculaire elle va s'étaler sur la face profonde des paupières, puis s'accumule peu à peu et finit par s'y enkyster.

M. Broca est d'avis qu'il s'agit là d'une hypertrophie d'un des grains glanduleux.

Le dacryops résulte le plus souvent, croyons-nous, de la dilatation d'un des conduits excréteurs de la glande.

Le dacryops est simple, ou bien il se complique d'une fistule, c'est le dacryops fistuleux de Mackenzie; cette fistule elle-même peut s'ouvrir du côté de la conjonctive, ou du côté de la peau des paupières.

Dans la plupart des observations, ces tumeurs sont le résultat d'une contusion sur l'angle supéro-externe de l'œil, d'une brûlure, d'une plaie et d'une cicatrice vicieuse.

Voici deux observations de kyste lacrymal, empruntées l'une à Mackenzie et l'autre à M. Broca.

Observation Ire.

Kyste lacrymal formé dans les conduits de la glande.
(Med. Times and Gazette, n° 196.)

Un homme, âgé de 23 ans, se présente à l'hôpital ophthalmique central de Londres, le 5 septembre 1853; il avait derrière la conjonctive une tumeur qui correspondait aux conduits de la glande. Elle était élastique, indolente, se présentait au regard dès qu'on soulevait la paupière et était facile à voir extérieurement sous forme d'une tumeur du volume d'une fève. Le patient ne pouvait dire à quand remontait sa maladie. M. Walton renversa la paupière, souleva avec des pinces la tumeur et la portion de la conjonctive qui la recouvrait et les réséqua ; un liquide aqueux, légèrement coloré, s'échappa. L'opération fut suivie de guérison. L'auteur rappelle qu'on ne pourrait faire cette opération par la face antérieure de la paupière, sans s'exposer à donner lieu à une ouverture fistuleuse.

Observation II.

Kyste lacrymal.

Un malade, qui est actuellement à Bicêtre, dans le service de M. Broca, présente une tumeur curieuse au niveau de l'angle externe de l'œil. Cet homme a été brûlé dans son enfance et il lui reste un ectropion. Au mois d'avril dernier, il s'est aperçu qu'une tumeur se développait dans l'angle externe de l'œil. Elle a grossi peu à peu et actuellement elle offre le volume d'un petit œuf de pigeon. Elle est un peu aplatie, rougeâtre à sa surface, franchement fluctuante et transparente. Quand on examine avec soin le siége de cette tumeur, on voit qu'elle est située au niveau des conduits lacrymaux. On aperçoit en haut deux petits orifices, qui sont les orifices des conduits lacrymaux, et autour de ces points de petits pertuis appartenant aux glandules lacrymales, qui sont assez nombreuses en cet endroit. En exposant cet homme à l'action des rayons solaires, on a pu voir sourdre un liquide aqueux, transparent, des larmes de tous ces petits orifices. Une petite ponction pratiquée à cette tumeur a donné issue à du liquide clair, fluide et parfaitement transparent. La poche vidée, M. Broca sentit dans le fond du cul-de-sac oculo-palpébral interne une petite tumeur résistante qui échappe à l exploration quand la poche est pleine.

Le kyste s'est rempli depuis la ponction. Cette tumeur paraît être un kyste lacrymal et pourrait être rapprochée de la grenouillette; on sait qu'autour de la glande lacrymale se trouvent les canalicules excréteurs des glandules accessoires de Rosenmüller; peut-être l'un d'eux est-il le siége de ce kyste, et la petite tumeur dure, résistante, que l'on sent très-bien dès que le kyste est vide, est-elle constituée par l'hypertrophie de l'une des glandules de Rosenmüller. M. Broca a ponctionné le kyste, il en est sorti un liquide opalin un peu visqueux; une injection iodée a été faite immédiatement après.

L'analyse de ce liquide, faite par M. Réveil, a donné le résultat suivant: Poids, 2,63. Soumise à l'ébullition. l'albumine se coagule; celle-ci, desséchée exactement, pesait 0,06.

Eau.	96,87 p. 100.
Albumine.	2,86 —
Sels inorganiques. . . .	0,78 —
Matières grasses.	(Des traces.)

(Broca, *Union médicale*, avril 1861, p. 153.)

Jarjavay a rapporté deux exemples de kyste lacrymal, compliqué de fistule: dans les deux cas, l'origine était traumatique.

Nous les résumons en quelques mots:

Un homme reçut un coup de couteau-poignard à l'angle externe et supérieur de l'orbite: la plaie suppura longtemps,

A partir de cette époque, une tumeur se forma sur la partie externe de la paupière supérieure. Cette tumeur était oblongue, de la forme et de la grosseur d'une petite amande, molle, sans changement de couleur à la peau, et présentant à sa partie supérieure une dépression infundibuliforme au fond de laquelle est un pertuis étroit.

La tumeur augmente de volume quand le malade marche contre le vent ou qu'une irritation provoque la sécrétion des larmes.

Il la vide en la comprimant contre le doigt et le rebord de l'orbite ; alors *un liquide aussi transparent que l'eau de roche* jaillit par un filet très-ténu.

La vision est nette. Il y a des sensations de picotement. Le matin au réveil, la tumeur est plus volumineuse.

Dans un autre cas, cité par le même auteur, l'ouverture fistuleuse au lieu de se trouver du côté de la peau, était située à la face conjonctivale de la paupière près de son cul-de-sac.

Le dacryops ou kyste lacrymal est facile à reconnaître. On voit à l'angle externe et supérieur de la paupière une saillie plus ou moins volumineuse, mais ne dépassant pas d'ordinaire la grosseur d'une amaude.

Cette tumeur est indolente, mobile, offre assez souvent une fluctuation manifeste. Si on la comprime d'avant en arrière et sur le globe oculaire, on détermine du larmoiement et des sensations de phosphènes.

Pour mieux l'étudier, il faut relever la paupière supérieure, elle vient alors faire saillie au fond du cul-de-sac conjonctival.

Quelquefois, il existe à leur surface de petits pertuis, orifice des canaux excréteurs de la glande, et par lesquels s'échappe leur contenu si la poche est trop pleine ou si elle est soumise à un certaine degré de pression.

Ces kystes augmentent de volume quand la sécrétion lacrymale se fait avec abondance. Comme la conjonctive est amincie à leur surface, ils ont un aspect transparent ; on en a vu qui étaient bilobés ou trilobés

A cause de leur petit volume, ils apportent à peine de gêne aux divers mouvements de l'œil.

Il peut se former dans leur intérieur de petites concrétions calcaires nommées dacryolithes. Celles-ci, du reste, en obturant un des orifices des canaux excréteurs, pourraient devenir le point de départ d'une de ces collections.

Il n'est pas rare pourtant que les docryolithes existent seuls et sans s'accompagner de kystes.

Larrey, MM. Laugier et Richelot, Ph. de Walter, ont observé ces concrétions, qui sont parfois nombreuses (on en a compté jusqu'à 25) et se reproduisent avec rapidité.

Les kystes lacrymaux ont été traités de diverses manières. La ponction simple n'a pu être qu'un palliatif, la tumeur récidivant presque immédiatement. De Beer traversait le kyste par un séton passé de la conjonctive à la peau des paupières, moyen défectueux et pouvant amener une fistule lacrymale vraie.

Le mieux est d'exciser un lambeau de la conjonctive et de cautériser le fond du kyste avec le nitrate d'argent: s'il n'était pas volumineux, il sera encore préférable d'enlever en entier la poche, une fois qu'elle aurait été vidée.

II. — Kystes de la portion orbitaire, ou tumeurs enkystées de la glande lacrymale.

Ces tumeurs sont mal connues, et décrites d'une façon incomplète ou avec exagération par les auteurs anciens.

Schmidt, de Beer, Weller, en ont rapporté plusieurs exemples, en les désignant sous le nom de *glandula lacrymalis hydatoïdea*, expression évidemment fautive et pouvant induire en erreur sur leur nature.

D'après Schmidt, l'un des acini ou des petits canaux excréteurs de la glande venant à se rompre, le liquide des larmes s'accumule dans l'une des vésicules du tissu cellulaire qui unit entre eux les lobules, la distend progressivement et refoule à sa circonférence les éléments glandulaires.

Weller qui croyait à tort que tous les kystes de la partie supérieure de l'orbite prenaient naissance dans la glande, ajoute que la poche, une fois distendue, se séparait de son lieu d'origine et devenait tout à fait indépendante.

M. Desmarres nie l'existence de cette tumeur enkystée qui, pour lui, n'est autre chose qu'un kyste ordinaire développé dans le tissu cellulaire périglandulaire. Nous n'hésitons pas à croire à sa réalité, et à regarder même comme démonstrative l'observation de Schmidt que nous rapportons plus bas, tout en faisant nos réserves sur la gravité de cette affection.

Pourquoi en effet ne verrait-on point dans l'organe secréteur des larmes ce que nous offre l'organe secréteur du lait, dans le galactocèle? De part et d'autre, il y a tumeur, ou mieux kyste par rétention d'un liquide normalement sécrété.

Observation III.

Examen anatomique d'une tumeur enkystée de la glande lacrymale, par Schmidt. (Mackensie, t. I, p. 133.)

En enlevant l'apophyse orbitaire du frontal, sans entamer le périoste, on voit une tumeur fluctuante, venant de l'angle temporal de l'orbite, faire saillie en haut. Les muscles de l'œil, le nerf optique et les autres nerfs de l'orbite sont fort tendus et allongés ; la veine ophthalmique est variqueuse. La glande lacrymale est plus petite que de coutume, et la tumeur fluctuante lui est intimement unie. Les acini isolés, éloignés de la tumeur et dirigés vers la paupière supérieure, sont volumineux et plus cohérents, tandis que ceux qui sont situés sur la tumeur sont petits et paraissent plus séparés les uns des autres qu'à l'état normal. La tumeur avait, d'avant en arrière, 1 pouce de diamètre et un peu moins en largeur et en épaisseur. Elle était étroitement appliquée sur la moitié externe du globe de l'œil qu'elle maintenait, même après la mort, hors de l'orbite et vers le nez. Elle avait une enveloppe externe et une interne. L'externe était une membrane celluleuse épaisse. Entre elle et la membrane interne existait quantité de fluide interstitiel. La membrane interne était très-mince, semi-transparente, et contenait un fluide limpide. La plus extérieure des deux membranes ne pouvait que difficilement être séparée des acini disséminés de la glande ; l'interne se séparait facilement de l'autre.

Les auteurs du *Compendium* (tome III, page 183) partagent à peu près l'opinion de Desmarres, et disent que rien dans cette observation ne prouve qu'il s'agissait d'une tumeur enkystée de la glande, que c'était plutôt une collection développée aux dépens du tissu cellulaire voisin.

Nous ferons observer que la glande lacrymale a une texture serrée, qu'elle est bridée entre deux feuillets résistants de l'aponévrose orbito-oculaire.

Comment expliquer que ses lobules ont été déjetés les uns en avant, les autres sur la périphérie de la tumeur, si l'on n'admet pas qu'elle s'est développée dans son sein ?

Voici une autre observation rapportée par A. Bérard.

La tumeur, assez volumineuse, occupait la place de la glande lacrymale dont on ne put retrouver de traces, probablement parce que ses éléments avaient plus ou moins été atrophiés ou détruits par compression.

Elle offre ceci de particulier qu'elle a pris son développement surtout en avant, du côté de la paupière supérieure, et qu'elle a pu acquérir un assez grand volume, sans déterminer d'exorbitisme.

Observation IV.

Kyste simple de la glande lacrymale. — Excision. — Guérison.

A. Bérard rapporte une observation de kyste survenu dans l'espace d'un an chez un garçon boucher de 26 ans, de constitution robuste, et n'offrant aucun signe de scrofule ou d'affection vénérienne. Un coup semble en avoir été le point de départ. Voici l'état du malade avant l'opération.

Avec l'œil gauche, et à toutes les distances, le malade distingue le blanc et le noir, mais assez nettement pour pouvoir lire, et, de plus, ce qu'il peut voir il ne le distingue qu'à une distance plus grande qu'à la distance ordinaire. Il est presbyte. Pupille contractile. Ni strabisme, ni diplopie. Œil très-mobile et ayant son volume normal : les humeurs en sont parfaitement transparentes.

La paupière inférieure est légèrement déjetée en dehors ; la supérieure un peu plus abaissée que l'autre, ne se relève pas autant.

Au-dessus de son bord libre, se rencontre une légère saillie bosselée qui manque de l'autre côté, et qui est plus prononcée quand le malade ferme les paupières. Pendant la contraction de l'élévateur, il est facile de s'assurer avec la pulpe du doigt qu'il ne passe aucune fibre de ce muscle entre la tumeur et la peau. Cherche-t-on à insinuer le doigt entre la voûte orbitaire et le globe oculaire, on rencontre vers la partie moyenne de la région une tumeur arrondie, dure, immobile, paraissant adhérer à la voûte de l'orbite, sans qu'on puisse s'assurer au juste, à cause de la profondeur qu'il faudrait atteindre, si elle envoie des prolongements soit en dedans, soit en dehors, vers la glande lacrymale. La fluctuation peut y être soupçonnée ; on peut s'assurer que ce muscle releveur passe au-dessous de la tumeur.

11 juillet. L'opération est pratiquée à l'aide d'une incision concentrique à l'arcade orbitaire et à peu près parallèle aux fibres de l'orbiculaire ; la peau, le tissu cellulaire, l'aponévrose palpébrale seuls se présentent d'abord ; puis au-dessous une languette adipeuse qui peut faire présumer un instant qu'il s'agit d'un lipome. C'était le tissu graisseux de l'orbite chassé au dehors par les progrès de la tumeur.

Cette première tumeur enlevée, il en parut une seconde d'aspect noirâtre et qui avait toutes les apparences d'un kyste. Ce kyste adhérait fortement à la voûte de l'orbite. On l'incisa largement et il en sortit une substance albumineuse semi-liquide très-visqueuse. Il fut alors plus aisé de limiter les parois de ce kyste qui affectait une forme elliptique d'avant en arrière et pouvait loger au moins un œuf de pigeon.

A l'aide du doigt introduit dans sa cavité, on constata qu'il adhérait intimement à la paroi orbitaire du frontal qu'il avait même détruit partiellement et rendu irrégulier. En explorant le côté externe, on put parcourir la fossette lacrymale sans y rencontrer la glande.

La partie antérieure du kyste fut incisée dans la plus grande étendue possible. Il eût été impossible de détacher la portion adhérente à l'orbite, et tellement confondue avec le tissu osseux qu'elle n'en était plus distincte. On réunit par première intention.

Les suites de l'opération furent excellentes, et la vision du côté de l'œil malade redevint normale. (*Annales d'oculistique*, t. XII.)

Il peut se former également des hydatides dans l'épaisseur de la glande lacrymale, comme dans la cavité de l'orbite.

Il est presque impossible, avant l'opération, de dire leur siége véritable, mais on sera naturellement porté à les placer dans la glande s'ils sont situés à l'angle supérieur et externe de l'orbite.

Dans une thèse soutenue à Leipsig en 1860, M. Fehre rapporte un cas fort curieux d'échinocoque ayant occupé la glande lacrymale.

Il s'agit d'une jeune fille de 23a ns, atteinte d'une exophthalmie très-considérable, sur le début de laquelle elle ne peut donner aucun renseignement précis. L'œil est chassé de l'orbite et faiblement dévié en bas. La cornée est exulcérée dans sa partie inférieure ; la vision est complétement abolie. Près du grand angle se trouve un kyste isolé, de la grosseur d'une fève, qui, ponctionné, laisse écouler un liquide séreux. Le professeur Ruete pratique quelques jours après l'extirpation de l'œil. Le globe oculaire enlevé, le doigt sent une tumeur fluctuante et vibrante, d où s'échappent, après l'incision, huit à dix vésicules grosses comme une fève. Enfin, le professeur Ruete extrait une membrane étendue. L'échinocoque était principalement situé près de l'emplacement de la glande lacrymale, qui fut trouvée dure et ratatinée près du globe de l'œil. (Weeker, t. I, p. 852.)

Voici le résumé d'une observation de Wharton Jones.

OBSERVATION V.

Kyste hydatique dans l'épaisseur de la glande lacrymale.

Un homme de 30 ans se présente à la clinique de Wharton Jones pour une exophthalmie de l'œil gauche.

Comme la désorganisation de l'œil était considérable, M. Jones pratiqua l'excision de l'œil hors de sa capsule, puis explora l'orbite avec le doigt.

La cause de la propulsion de l'œil était un kyste fluctuant, adhérent aux parois supérieure et externe de l'orbite et se portant en arrière vers le fond de cette cavité. M. Jones s'occupa d'enlever le kyste, et pendant l'opération on s'aperçut qu'il s'avançait profondément dans l'orbite.

Une fois le tumeur ouverte, il s'en échappa une grande quantité d'un liquide séreux ; puis, l'ouverture agrandie, on découvrit un plus petit kyste libre à l'intérieur du plus grand.

Ce kyste n'était autre qu'un acéphalocyste prolifère, ou sac contenant des échinocoques. On disséqua le kyste aussi loin que possible.

Les parois étaient formées d'une couche externe, lamellaire, extrêmement coriace, d'une couleur jaunâtre, et d'une couche interne rude et facile à déchirer.

Dans le liquide qui remplissait le kyste, on trouva suspendu un nombre immmense d'échinocoques, de cellules rondes et de crochets libres. Les échinocoques pouvaient juste être distingués à l'œil nu, et leur longueur variait beaucoup, ainsi que leur forme, parce que les uns avaient la tête sortie, les autres l'avaient rétractée, et enfin parce qu'ils étaient à différentes périodes de leur développement (*British med. Journ.*, 1664, p. 675.)

Si l'on en croit Schmidt, ces tumeurs enkystées auraient une gravité exceptionnelle : l'exemple du jeune soldat de 26 ans, mort dans le coma, et dont nous avons rapporté l'autopsie (obs. 3), semblerait le démontrer. Mais il nous semble qu'il faut mettre l'issue funeste sur le compte d'une autre maladie.

Une tumeur de l'orbite, surtout d'une nature aussi simple, ne peut si promptement entraîner la mort, quelque rapide que soit son développement, et alors qu'il n'y a aucune compression sur les organes de l'encéphale.

Les signes des tumeurs enkystées sont les mêmes que ceux des autres tumeurs de la glande, sur lesquels nous nous étendrons plus loin.

Il y a quelques caractères particuliers : c'est la marche rapide, un an, ou quelques mois seulement, l'intensité des douleurs qui s'étendent à tout un côté de la face, c'est l'exorbitisme plus considérable, et les graves phénomènes de compression sur les organes contenus dans la cavité orbitaire, compression amenant la perte de la vue, la perte de nutrition de l'œil, puis sa fonte et sa destruction.

§ II. — Chloroma.

On a décrit sous le nom de chloroma une affection bizarre, mal définie dans sa nature, et caractérisée par la transformation de la glande en une substance verte, de consistance peu ferme, et d'un volume assez grand pour chasser l'œil de l'orbite.

Le mode de formation de cette tumeur, sa structure intime, sa marche, ne sont pas bien connus.

Ce qui la caractérise pourtant, et la différencie des autres tumeurs de la glande lacrymale, c'est qu'elle ne reste pas limitée à cet organe, mais qu'elle envahit les parois de l'orbite, la dure-mère crânienne, et quelquefois se généralise dans l'économie.

Sa gravité n'est pas moins remarquable que son extension rapide aux organes voisins.

Dans les observations qu'en ont laissées les auteurs, la mort a toujours été rapide : quelques mois ont suffi pour amener une issue funeste, due probablement à la compression cérébrale qui en résultait.

Mackenzie croit qu'il s'agit là de tumeurs fibro-plastiques, la teinte verte de ces tumeurs, d'après M. Robin, résulterait de l'altération de l'hématosine du sang épanché, ou stagnant dans les capillaires oblitérés.

Voici en résumé quelques exemples de chloroma.

Observation VI.

Chloroma.

J'ai en ce moment sous les yeux des glandes lacrymales considérablement augmentées de volume et qui sont devenues une cause de mort pour une jeune fille de 8 ans. Cinq semaines auparavant, l'œil avait commencé par faire saillie hors de l'orbite, puis il en avait été de même de l'œil droit une semaine plus tard. La maladie avait marché rapidement des deux côtés : la cornée gauche était déjà mortifiée ; l'œil droit était œdémateux, mais la vision y était encore fort bonne. L'enfant s'était plaint de douleurs dans les deux yeux, mais n'avait rien ressenti ailleurs.

. . . . Les différents symptômes du côté de la vue allèrent en augmentant : il y eut d'abondantes épistaxis, puis la malade fut prise de violentes convulsions au milieu desquelles elle mourut, sans avoir eu de délire ou de coma.

Détails de l'autopsie. En enlevant, suivant le procédé ordinaire, les téguments du crâne, on aperçoit que les os sont çà et là d'une légère teinte verte. Pendant qu'on scie le crâne, il s'écoule par la veine qui communique des téguments, à travers le pariétal droit, au sinus longitudinal, environ 4 onces de sérum sanguinolent. On aperçoit plusieurs petites tumeurs prenant naissance à la dure-mère et correspondant aux points où les os ont laissé voir la teinte verte dont nous avons parlé.

On aperçoit aussi quatre petites tumeurs naissant de la dure-mère : l'une au-dessus de la lame cribriforme et de l'apophyse crista-galli de l'ethmoïde, une autre sur la portion pétreuse de chaque temporal, et la dernière à la jonction de la suture lambdoïde avec la suture sagittale.

Dans tous ces points les os étaient cariés et les tumeurs profondément enfoncées dans les parties altérées. Il existait une grande quantité de sérum au-dessous de l'arachnoïde, principalement vers l'occiput. A part cela, le cerveau est sain ; il n'existe aucune altération autour des nerfs optiques.

Chaque orbite est occupé par une tumeur ovale, lobulée, ayant près de 2 pouces et demi de longueur et 1 pouce trois quarts d'épaisseur. Ces tumeurs, qu'on considère comme des glandes lacrymales augmentées de volume, adhèrent fortement au périoste dans le point où il se réfléchit du frontal pour donner insertion aux paupières supérieures et aux parties contenues dans l'orbite.

Ces tumeurs, polies à l'extérieur, quoique lobulées, se ressemblent pour les dimensions, la texture et sous tous les autres rapports.

Elles offrent une légère teinte verte, semblable à celle du petit-lait et tout à fait semblable à celle des tumeurs de la dure-mère.

Non-seulement elles remplissaient l'orbite, mais elles formaient de plus au delà de l'orbite une saillie de trois quarts de pouce, qui refoulait en bas les globes oculaires dont les humeurs s'étaient échappées ou avaient disparu par absorption, tandis que leurs tuniques ratatinées et desséchées étaient appliquées sur les joues. Il existait aussi sur la portion plane de l'ethmoïde, dans l'orbite droit, une petite tumeur offrant la même teinte verdâtre et plongeant dans la narine à travers l'os carié. L'hémorrhagie avait pu provenir de cette tumeur ou de celle qui siégeait sur la lame cribriforme. (Mackenzie, t. I, p. 122.)

Allan Burns a rapporté l'observation d'un malade chez lequel la glande lacrymale des deux côtés, la membrane des sinus, et la dure-mère étaient atteintes de chloroma.

Balfour de même a vu les glandes lacrymales converties en cette espèce de matière verte, qui s'était étendue aussi aux faces interne et externe du crâne.

Durand-Fardel a rapporté un fait à peu près semblable, mais il y avait cette particularité que les glandes lacrymales étaient saines, tandis que la coloration verte était manifeste en un grand nombre de tumeurs de la dure-mère, du conduit auditif externe, de la membrane du tympan , et même de la rate.

Une autre observation a été publiée par le Dr King de Glascow, en 1849.

Il s'agit d'une petite fille de 6 ans et 7 mois, chez laquelle les deux tempes, la voûte et la région sourcilière de chaque orbite, la partie supérieure du front et le vertex étaient occupés par des tumeurs de cette nature.

Elles présentèrent cette particularité remarquable que les tumeurs augmentaient de volume et s'affaissaient alternativement.

Elles entraînèrent promptement la mort de l'enfant.

Toute opération devient inutile dans des cas de cette nature.

§ III. — Adénome de la glande lacrymale proprement dite.

C'est dans cette classe qu'il faut ranger la plupart des tumeurs dont l'histoire nous a été donnée : on les désignait, il est vrai, sous le nom d'hypertrophie, la véritable structure n'en étant pas connue. Lebert, le premier, fit au microscope l'examen d'une de ces tumeurs et reconnut qu'elle était formée par l'hypertrophie du tissu glandulaire.

Néanmoins on leur conserva leur première dénomination, qui n'avait rien de faux du reste, comme on continua à appeler hypertrophie partielle les adénomes de la mamelle.

Nous donnons ici soit en résumé, soit dans toute leur étendue les observations d'hypertrophie de la glande lacrymale que nous avons trouvées dans les différents auteurs français ou étrangers.

Peut-être avons-nous eu tort de les classer d'une façon aussi rigoureuse : mais c'est après avoir médité chaque observation, après les avoir comparées les unes aux autres, et en nous fondant sur l'exemple de M. Polaillon, que nous avons cru devoir établir leur classement, et les divisions anatomiques qui les différencient.

Si leurs caractères microscopiques ne sont pas toujours établis, il existe du moins dans leur marche, leur développement, leurs symptômes, dans l'aspect que les tumeurs offrent à l'œil nu, un ensemble qui autorise et justifie nos conclusions.

Un adénome est caractérisé anatomiquement par l'hypertrophie irrégulière des éléments glandulaires.

Or, réduite à sa plus simple expression, une glande se compose essentiellement d'un cul-de-sac, d'un épithélium qui le tapisse, et d'un tissu cellulaire qui le soutient et l'unit aux tissus voisins.

Selon que l'hypertrophie porte principalement sur les culs-de-sac et leur épithélium, ou sur la trame cellulo-fibreuse, on a les adénomes proprement dits, et les adénomes avec prédominance du stroma (Broca) encore appelés fibro-adénomes.

Nous retrouvons ces deux variétés dans la glande lacrymale.

A. — *Adénomes proprement dits*

L'hypertrophie porte sur les culs-de-sac et leur épithélium. Elle débute dans un seul lobule le plus souvent, et n'en envahit deux ou trois que dans les cas les plus rares.

Au début, elle forme une petite tumeur, dure, ordinairement sphérique et tenant par un pédicule au reste de la glande ou bien englobée dans son épaisseur. En se développant, elle écarte les tissus voisins, atrophie ou détruit même une partie ou la totalité de la glande, et subit des modifications de forme en rapport avec les parois qui l'entourent. Elle perd donc son apparence sphérique, et devient ovoïde : cela s'applique du reste à la plupart des tumeurs de la glande lacrymale, et tient, selon nous, à ce que celles-ci moins gênées en arrière et en avant qu'en haut et en bas se développent davantage dans le sens antéro-postérieur.

Si on coupe une parcelle de la tumeur, et qu'on l'examine au microscope, on constate qu'elle est essentiellement formée par une masse de culs-de-sac glandulaires, et de cellules épithéliales.

Il y a eu prolifération de ces éléments anatomiques.

L'hypertrophie porte principalement sur le nombre : il se peut en effet que les cœcums terminaux aient leur forme et leurs dimensions normales, et que les cellules épithéliales n'aient subi aucune altération. Mais ce n'est point là ce qui se présente ordinairement.

Les dimensions des culs-de-sac sont doublées, ou du moins très-accrues.

A l'état normal, leur diamètre varie entre $0^{mm},05$ à $0^{mm},10$.

Dans le cas d'adénome, il atteint et peut dépasser un dixième et demi de millimètre.

Les parois des cæcums sont amincies, par suite de la pression excentrique qu'elles subissent : leur cavité, en effet, est remplie de cellules épithéliales qui ont eu également une prolifération remarquable.

L'épithélium que l'on trouve dans les adénomes est donc contenu dans les glandules, mais il arrive souvent que produit avec exagération il distend outre mesure leur cavité, amène sur certains points la rupture des parois qui la limitent et se répand au dehors.

Il peut alors avoir tous les caractères de l'épithélium normal, mais il est fréquent de voir les cellules augmentées de volume, altérées dans leur forme et mêlées à des gouttelettes huileuses, au milieu desquelles elles nagent, ainsi qu'à des granulations moléculaires.

Dans ces cas, l'adénome s'est plus ou moins ramolli, il offre une fluctuation apparente et ne diffère guère en consistance de l'encéphaloïde.

Nous rapportons plus loin une observation de Knapp, dans laquelle il est dit qu'il s'agissait d'une hypertrophie du tissu glandulaire avec formation de cancroïde. N'a-t-on point pris pour cancroïde la prolifération des cellules épithéliales sorties de leurs cavités glandulaires, mêlées à des gouttes huileuses et simulant par leur nature la composition des épithéliomas?

Dans quelques-unes des observations que nous rapportons. on peut voir qu'il s'est formé des kystes au milieu de l'hypertrophie glandulaire. Quelle en est l'origine? et quel est leur mode de développement.

Paget avait émis à ce sujet une singulière théorie, que l'examen attentif des faits devait détruire bien vite.

Le kyste, pour lui, précédait l'adénome et était la cause de sa formation.

Un kyste s'étant formé dans une glande, sa paroi, sous une influence de voisinage, devient le centre d'une végétation qui reproduit une structure analogue à celle de l'organe glandulaire adjacent. A mesure que celle-ci se développe, elle envahit la cavité kystique et elle finit par la combler, et par former une tumeur solide.

Pour M. Lebert et M. Broca, ces kystes sont de deux espèces : les kystes glandulaires et les kystes lacuneux.

Les premiers, rarement uniques, sont le plus ordinairement multiples sous les adénomes : ils ont essentiellement pour siége et pour lieu d'origine les petites cavités glandulaires dont l'orifice est fermé et qui se distendent. Ils ont des parois lisses et régulières tapissées d'un épithélium et sont remplies d'un liquide plus ou moins limpide et visqueux, et quelquefois rougeâtre. Ils ont donc la plus grande analogie avec les kystes qui se développent dans une glande saine.

Les seconds ou kystes lacuneux, qui sont moins communs que les premiers, forment des cavités irrégulières, anfractueuses, creusées dans le tissu cellulaire qui sépare les acini les uns des autres : nous ne croyons pas qu'il y en ait d'exemple dans la glande lacrymale; car ils ne se développent ordinairement que sous l'influence de pressions ou de contusions multipliées.

Les adénomes proprement dits peuvent être congénitaux, comme le prouve l'observation de Gluge; le plus souvent, ils atteignent des sujets jeunes et adultes.

L'hypertrophie glandulaire s'observe soit dans les glandules conglomérées, soit dans la portion orbitaire de la glande lacrymale

I. — Adénomes de la portion palpébrale de la glande lacrymale.

Nous rapportons ici deux observations, dont la seconde seule a quelque valeur.

Cette affection est donc rare, puisque nous n'en avons trouvé aucun autre exemple dans les auteurs.

Cette tumeur est facile à reconnaître ; elle forme au fond du cul-de-sac supérieur de la conjonctive à sa partie externe une petite grosseur, du volume d'un haricot, elle détermine le larmoiement et s'accompagne d'un peu de gène dans les mouvements de l'œil.

L'absence de toute transparence et de fluctuation ne permet pas de la confondre avec les kystes lacrymaux qui ont le même siége, et qui s'en distinguent par leur formation plus rapide, et par leur augmentation de volume, quand celui qui les porte vient à pleurer.

Observation VII.

Hypertrophie de la portion inférieure de la glande lacrymale.

Jean Whiteland, âgé de 8 ans, bien portant, fut présenté à l'hôpital le 24 mai 1845.

Chacun des deux yeux présentait une disposition que je n'avais pas encore observée. Une masse allongée, granuleuse, évidemment formée par les lobules hypertrophiés de la portion inférieure de la glande lacrymale, empiétait sur la moitié externe de l'angle supérieur et externe de la conjonctive, et produisait, quand les yeux étaient fermés, une légère tuméfaction externe. L'affection semblait exister depuis longtemps, mais on ne put obtenir de détails plus circonstanciés.

Des frictions avec l'onguent mercuriel, sur la peau des tumeurs, les réduisirent promptement au tiers de leur volume primitif. L'enfant cessa alors le traitement.

M. Anderson dit n'avoir trouvé relaté, dans les auteurs, aucun cas analogue. (Annales d'oculistique, t. XIX, p. 246.)

S'agit-il bien là d'un adénome? la jeunesse du sujet, et surtout cette circonstance que les deux paupières étaient atteintes simultanément nous font supposer que l'on avait affaire à une inflammation chronique des glandules conglomérées, telle que Makenzie en a observé des cas.

Du reste, si l'on voit, dans des circonstances rares, les adénomes diminuer de volume, ce n'est jamais promptement, ni aussi complétement.

L'observation suivante au contraire est un type d'adénome.

Observation VIII.

Hypertrophie de la portion palpébrale de la glande lacrymale.

M...., âgé de 20 ans, opticien, se présente à ma clinique le 7 octobre 1863, se plaignant d'éprouver, depuis quatre ans, de la douleur vers la partie externe de la paupière supérieure droite. Il a remarqué qu'il était pris de larmoiement de l'œil droit seul. toutes les fois qu'il regarde soit le soleil, soit la lumière d'un bec de gaz, ou d'une lampe ordinaire.

Ce larmoiement cessait dès que le patient ne fixait plus l'une des trois sources lumineuses précédentes.

Je constate que lorsque M.... porte l'œil droit fortement en bas et en dedans, et qu'on relève aussi haut que possible, la paupière supérieure, pendant qu'on abaisse l'inférieure, il existe au niveau de la partie externe du cul-de-sac supérieur de la conjonctive, précisément à l'endroit où se trouve, à l état normal, la portion palpébrale de la glande lacrymale, une tumeur du volume d'un petit haricot-flageolet. Cette tumeur est d'une consistance moyenne; la portion de conjonctive qui la recouvre n'est pas mobile sur elle ; la muqueuse est très injectée, non seulement à ce niveau, mais encore dans le voisinage. Dès qu'on cesse de maintenir la paupière fortement relevée, la tumeur disparaît ou tout au moins se cache.

Séance tenante, je procède à l'extirpation de la petite tumeur. Les paupières étant convenablement écartées par un aide, au moyen d'une pince à griffes, je saisis la portion de conjonctive qui recouvre la production morbide, et j'excise celle-ci avec des ciseaux.

Le lendemain, la conjonctive est à peine injectée ; il y a une légère ecchymose de la paupière supérieure.

Le 11 octobre, il existe une exsudation blanchâtre à l'endroit où la conjonctive a subi une perte de substance.

Dès le 13, cette exsudation diminue ; la conjonctive oculaire est médiocrement injectée dans les divers points de son étendue ; l'ecchymose palpébrale est résorbée.

Le 15, la plaie conjonctivale est cicatrisée ; la vascularisation de la muqueuse ordinaire a diminué. J'engage le patient à reprendre ses travaux d'opticien.

Le 23, il vient me rendre compte de l'effet produit par l'exercice des yeux. Il affirme ne plus souffrir et ne plus être pris de larmoiement lorsqu'il travaille à la lumière du gaz. La conjonctive reste à peine injectée aux environs de la cicatrice.

La tumeur est formée d'une série de granulations de couleur grisâtre, du volume d'un grain de chènevis, nettement séparées les unes des autres, mais adhérentes à la petite portion de conjonctive qui a été enlevée.

Le Dr Ordoñez ayant fait, sur ma demande, l'histologie de cette tumeur, a reconnu qu'elle était formée par une hypertrophie glandulaire.

Voici la note rédigée par cet habile micrographe : « La masse de la tumeur est constituée par un grand nombre d'acini glandulaires, entourés d'une trame assez serrée de tissu cellulaire, dans laquelle se trouvent plusieurs capillaires sanguins de nouvelle formation. Les culs-de-sac glandulaires présentent un volume au moins double de celui de l'état normal. La paroi propre de ces culs-de-sac glandulaires est fortement distendue par la pression qu'exerce de dedans en dehors la grande quantité de cellules d'épithélium nucléaire développée dans leur cavité, de manière que celle-ci en est entièrement comblée. La même hypergénèse cellulaire s'observe dans les canaux excréteurs de la glande. La distension de la paroi propre des culs-de-sac glandulaires est telle qu'en faisant des préparations microscopiques, la paroi se crève facilement par l'action des aiguilles à dissection. On peut alors constater que la cavité des culs-de-sac est comblée par la multiplication des cellules d'épithélium nucléaire ; que l'enveloppe épithéliale est convertie en une masse de cellules conservant la forme du cul-de-sac. Les cellules ne présentent aucune déformation. (Fano, *Maladies des yeux*, t. I.)

II. — Adenomes de la portion orbitaire de la glande lacrymale.

Observation IX.

Hypertrophie congénitale de la glande lacrymale et de ses canaux excréteurs.

Une tumeur avait été remarquée, dès la naissance, dans la région de la glande lacrymale du côté gauche. Elle augmenta progressivement, et s'étendit en se ramifiant au front, à la tempe, à la paupière supérieure.

L'œil était chassé en bas et en dedans, faisait une saillie de plusieurs lignes entre les paupières, lorsque M. Cunier se décida à en pratiquer l'extirpation. C'était en juillet 1843 : l'enfant était alors âgé de 5 ans et demi. L'opération eut lieu par le procédé de Halpin; et malgré les avantages de ce mode opératoire, l'extirpation fut longue et laborieuse, ce qui se comprend par les dispositions de la tumeur, dispositions que voici : « La masse extirpée, qui m'a été remise par morceaux, constituait un volume au moins égal à celui d'un œuf de poule.

On y distinguait deux substances : l'une, la substance de la glande, était constituée par des granulations du volume de la tête d'une épingle, assez dures, d'un jaune blanchâtre, d'un diamètre de 1 à 2 millimètres. Ces granulations étaient entourées de tissu cellulaire, et formées par les vésicules glandulaires qui, groupées ensemble, constituaient un lobule de la glande. La face interne des vésicules glandulaires était tapissée par des cellules épithéliales, qui demeuraient visibles sous un grossissement plus fort.

La structure de l'agglomération des vésicules, formant un lobule de la glande, était donc normale ; seulement leur volume était augmenté.

La seconde substance se composait de canaux se subdivisant, lisses, d'un rouge pâle, arrondis, présentant, après leur coupure, une ouverture centrale facilement appréciable. Les canaux avaient un diamètre de 2 à 6 millimètres ; les plus étroits provenaient directement du lobule glandulaire, et se rendaient dans les plus larges. Quelques fragments de ces derniers avaient encore 30 millimètres de longueur. On remarquait dans ces canaux quelques dilatations en forme d'ampoules.

Ces canaux avaient deux membranes : l'une, externe, formée par un tissu cellulaire très-fin; l'autre, interne, beaucoup plus épaisse, fibreuse, dont il n'était pas possible d'isoler les fibres.

Il existait donc une hypertrophie extraordinaire des canaux excréteurs de la glande. (Annales d'oculist., t. XXIII, p. 145.)

Observation X.

Hypertrophie de la glande lacrymale. (Lebert, Anat. path., t. I, p. 111.)

Le 22 octobre 1851, M. Chassaignac a présenté à la Société de chirurgie une malade âgée de 26 ans, atteinte d'exophthalmie de l'œil droit, par suite d'une tumeur de l'orbite qui poussait l'œil en avant et en dedans. On sentait très-distinctement une tumeur dure, élastique, saillante, arrondie, occupant surtout la moitié externe et supérieure de l'orbite. La tumeur, non douloureuse du reste, n'était pas mobile. La malade s'était aperçue de la proéminence anormale de l'œil, dès l'âge de 20 ans; dès lors, dans l'espace de six ans, la tumeur s'est lentement accrue, l'exophthalmie a fait des progrès, et la vision a été peu à peu abolie. Un bruissement sourd et continu s'entend à l'auscultation de cette région, et la malade l'éprouve elle-même de temps en temps, surtout aux époques menstruelles. Le 28 octobre, M. Chassaignac fit l'extirpation de cette tumeur, qui s'étendait profondément dans l'orbite, il put ménager complétement l'œil, qui a pu être replacé et reprendre son aspect normal.

La tumeur fraîche avait environ 35 millimètres de long sur 2 centimètres de large, et à peu près autant d'épaisseur. Elle était presque conique aux deux extrémités, dont l'une constituait une espèce de pédicule de 5 à 6 millimètres de long sur 3 à 4 de large. La forme de la tumeur se rapprochait beaucoup de celle du testicule. Extérieurement elle était enveloppée d'une enveloppe fibro-celluleuse peu vasculaire. Sur une coupe fraîche, on constate un aspect grenu, rougeâtre, ayant la ressemblance la plus frappante avec la structure des glandes en grappe. A la pression on obtient de nombreux grumeaux, qui, sous le microscope, se montrent être des culs-de-sac glandulaires. Avec de faibles grossissements microscopiques, on voit bien la réunion de ces culs-de-sac, allongés, en groupes et en lobules. Les cæcums terminaux eux-mêmes sont allongés et varient entre 1/12e et 1/8e de millimètre de largeur. Avec de forts grossissements, on reconnaît leur membrane propre finement grenue, recouverte de fibres très-ténues, éloignées les unes des autres; à la face interne, on voit beaucoup de noyaux d'épithéliums, de 1/200e de millimètre, renfermant un ou deux nucléoles punctiformes. On ne voit qu'un petit nombre de cellules rondes, de 1/100e de millimètre; mais un grand nombre de corps allongés, cylindriques ou cunéiformes, de 1/20e de millimètre de longueur, sur 1/130e à 1/120e au plus de largeur; leur intérieur est homogène et opalisant. L'acide acétique, ainsi que la solution de potasse, ne les altère point, et tout nous fait croire qu'il s'agit là de cellules d'épithélium cylindrique, à la fois carnifiées et infiltrées d'une substance qui offre l'aspect opalisant de la graisse.

Observation XI.

Hypertrophie de la glande lacrymale. — Ophthalmoptose. — Extirpation de la tumeur. — Guérison.

(Warlomont, Annales d'oculist., 1862, t. XLVII. — Résumé.)

La nommée Marie-Anne Wilhems se présente à l'Institut ophthalmique de Bruxelles. Il y a un an environ, elle reçut un coup à l'angle externe de l'œil gauche. La douleur, au début, fut assez vive, mais se termina assez promptement. Peu de temps après survint, dans cette région, une grosseur qui n'était accompagnée ni de gêne, ni de souffrances.

Plus tard, elle s'en trouva incommodée, quand la tumeur eut pris assez de développement pour comprimer l'œil et le déranger de sa position normale.

Voici quel était son état : Tout l'ensemble de la région oculaire gauche constitue une hideuse difformité; la paupière supérieure tuméfiée, brune, parcourue de veines variqueuses, énormément distendue et complétement paralysée dans ses mouvements, recouvre tout le globe; celui-ci, entièrement sorti de l'orbite, repose sur la pommette, où il est incessamment soutenu par la main de la malade, qui ne le quitte pas d'une seconde. La paupière inférieure a conservé sa position normale, et sur son bord ciliaire tranchant vient s'appuyer la partie postérieure du globe, qu'il étrangle pour sa part. Les fonctions de l'organe visuel ne sont pas abolies : si la cornée n'était pas nébuleuse, la vision serait meilleure encore. La pupille est très-mobile dans la cavité orbitaire; à la région temporale existe une tumeur dure, immobile, rénitente, arrondie, paraissant adhérer à l'os et occupant une place de plus de 3 centimètres de longueur, entre l'angle orbitaire externe et le globe qu'elle repousse en dedans et en bas ; il est impossible de la séparer de l'arcade orbitaire à laquelle elle paraît étroitement unie.

On constate, d'autre part, qu'elle n'est adhérente ni à l'œil, ni au plancher inférieur de l'orbite.

Elle n'est d'ailleurs et n'a jamais été le siége d'aucune douleur spontanée, ni provoquée.

La malade demandant énergiquement qu'on la débarrasse de cette tumeur, M. Warlomont en pratiqua l'extirpation qui n'offrit aucune difficulté.

Une hémorrhagie étant survenue au moment où on allait faire la suture de la plaie, on mit au fond quelques bourdonnets de charpie, imbibés de perchlorure de fer au 30e.

La pièce anatomique avait le volume et la forme d'une grosse noix ; elle était entièrement enveloppée d'une tunique fibro-celluleuse, qui l'étranglait légèrement à certaines places, sans cependant la séparer en lobes distincts.

Elle offrait d'ailleurs tous les caractères de la tumeur observée par M. Lebert, et extirpée par M. Chassaignac. Il s'agissait donc d'une hypertrophie de la glande lacrymale.

Observation XII.

Hypertrophie de la glande lacrymale. — Exophthalmie. — Ablation. — Guérison.

Germaine M... âgée de 36 ans, est entré le 18 novembre 1833, au pavillon des pensionnaires de l'Hôtel-Dieu de Nantes, pour y être traitée d'une tumeur de l'orbite gauche.

Cette tumeur datait de deux ans ; alors, pendant un effort de vomissement, la malade nous dit avoir entendu dans l'œil un bruit sec qu'elle compare à celui qu'on produit en brisant une noisette ; il y eut une douleur vive et bientôt une infiltration sanguine sous les paupières.

Peu de temps après, il y eut diplopie dans laquelle les images étaient superposées, ce phénomène devint de plus en plus prononcé à mesure que le globe de l'œil s'abaissa et devint plus saillant. Ce n'est qu'au bout de six mois qu'on reconnut l'existence d'une tumeur intra-orbitaire située en haut et en dehors. Cette tumeur a graduellement augmenté depuis dix-huit mois et a fini par chasser l'œil de l'orbite.

Pendant tout ce temps la malade nous affirme n'avoir pas eu d'autres souffrances que celles que lui ont causées les remèdes nombreux qui lui furent prescrits.

On fit d'abord une ponction sous la paupière supérieure et des cautérisations énergiques avec le nitrate d'argent.

Ce traitement eut pour conséquence un œdéme considérable avec sécrétion purulente à la surface de la conjonctive. La malade se mit entre les mains de M. Mirault (d'Angers) et resta sous sa direction pendant seize jours; c'était au mois de février 1862, alors les symptômes inflammatoires dominaient tous les autres, car M Mirault fit appliquer 32 sangsues à la région mastoïdienne; une saignée du bras fut pratiquée de deux jours l'un, une purgation fut prescrite, et enfin un séton fut placé à la nuque. M. Mirault ne conseilla aucun topique sur l'œil et ne parla pas d'opération. La malade retourna chez elle sans avoir éprouvé de soulagement sensible, et renonça à peu près à tout traitement jusqu'à son entrée à l'hôpital de Nantes.

État actuel. — Exophthalmie complète, le globe de l'œil est recouvert par la paupière très-relâchée, et se trouve placé entièrement sur la joue.

L'axe du globe est devenu vertical. En examinant le visage de profil, on constate que la cornée transparente, qui regarde en bas, correspond exactement au bord supérieur de l'aile du nez. Malgré ce déplacement considérable, l'œil peut se mouvoir dans tous les sens; cependant le mouvement combiné d'élévation et d'abduction est très-limité.

La pupille est contractée, la vue existe encore quoique un peu plus faible que du côté sain; les caractères moyens sont distingués facilement.

Cet affaiblissement de la vue a pour cause non-seulement le déplacement du globe, mais encore une petite tache qui existe à la partie supérieure et externe de la cornée.

Il n'y a plus de diplopie; ce phénomène se reproduit à peine lorsque la malade dirige l'œil sain directement en bas.

La conjonctive bulbaire est injectée; la palpébrale l'est également, surtout à la paupière inférieure qui est renversée. Dans le sillon palpébral inférieur existe une sécrétion muco-purulente qui, mélangée aux larmes, s'écoule continuellement sur la joue et y produit un érythème avec excoriations. L'orbite est occupé par une tumeur faisant, entre le sourcil et le globe de l'œil, une saillie du volume d'un œuf de poule. Cette tumeur présente à sa partie inférieure, une dépression correspondant au globe oculaire; elle est indolente, demi-molle, formée de deux bosselures principales, l'une plus ferme et plus résistante que l'autre, mais donnant toutes deux une sensation de fluctuation qui fait croire à l'existence d'un kyste.

Opération. — Le 19 novembre, la paupière supérieure est incisée transversalement sur la partie la plus saillante de la tumeur, à deux travers de doigt au-dessous du sourcil.

L'aponévrose orbito-oculaire très-apparente était tendue au devant de la tumeur ; elle fut incisée dans une petite étendue, et une substance molle ou rougeâtre qui rappelait un peu la substance du testicule fit hernie à travers l'ouverture, nous prouvant que nous n'avions pas affaire à un kyste.

L'aponévrose fut largement ouverte et la tumeur détachée avec les doigts.

L'énucléation fut assez facile, si ce n'est à la partie externe vers le fond de l'orbite, où il fallut se servir du bistouri.

On avait alors sous les yeux une profonde cavité à la partie interne et inférieure de laquelle on reconnaissait le muscle droit interne et droit supérieur qui n'avaient point été atteints pendant l'opération. Le doigt sentait le nerf optique allongé. Entre le pédicule du bulbe et la voûte orbitaire, il n'existait plus de traces de la glande lacrymale.

La plaie a été réunie à l'aide de la suture métallique, et l'œil refoulé dans l'orbite a été soutenu par un bandage légèrement compressif.

La tumeur, dont il serait impossible d'indiquer la forme et le volume avec exactitude, parce qu'elle s'était déchirée pendant l'opération, offrait une masse plus considérable qu'on ne l'aurait soupçonné avant son extraction.

Elle était rougeâtre, grenue, d'un aspect glandulaire évident ; le microscope y a fait reconnaître des culs-de-sac caractéristiques avec quelques éléments fibro-plastiques.

Résumé du reste de l'observation. — Il y eut d'abord du gonflement et de la photophobie, puis se déclara un érysipèle ; il s'écoula abondamment du pus par une petite ouverture de la conjonctive sous la paupière supérieure, néanmoins la guérison se fit assez rapidement.

Les larmes n'ont été supprimées que quelques jours.

Un an après sa sortie de l'hôpital, l'œil est très-mobile quoique un peu proéminent ; la vue s'est améliorée, mais est plus faible que de l'autre côté. Il y a chute de la paupière supérieure.

Nulle trace de récidive. (Letenneur (de Nantes). *Gazette des hôpitaux,* an 1865, n° 147.)

Observation XIII.

Hypertrophie énorme de la glande lacrymale.

Une femme de 30 ans se présente, le 30 juin 1862, à la Clinique. De l'orbite droit sort une tumeur arrondie, dure, immobile, recouverte par la paupière supérieure, et de 2 pouces et demi de diamètre. La paupière montre une cicatrice adhérente à la tumeur, et qui provient d'une cautérisation ancienne. Le globe de l'œil est complétement luxé sur la pommette en bas et en dedans, et descend un pouce plus bas que celui du côté opposé. Il est légèrement aplati, et la cornée s'est assez notablement opacifiée à la suite d'une kératite panneuse, pour que le malade puisse à peine, de cet œil, compter les doigts à 1 pied de distance. Il y a cinq ans que la tumeur a paru ; au bout d'une année elle avait les dimensions d'un œuf de pigeon ; il y a deux ans, la malade pouvait encore lire de l'œil droit. L'extirpation fut facile, et l'œil replacé dans l'orbite. La tumeur mesurait 5 centimètres et demi de longueur sur 5 de largeur ; elle était compacte, et la section y montra un contenu gélatineux.

Le professeur Buhl constata, au moyen du microscope, qu'elle provenait de l'hypertrophie de la glande lacrymale. Après la guérison, la cornée recouvra une partie de sa transparence, et la malade put compter les doigts à 4 pieds de distance. (Rothmond. Klinische Monatsblætter, 1863, et Mackenzie, t. I.)

Observation XIV.

Hypertrophie de la glande lacrymale.

J'ai examiné, il y a quelques années, le corps de Mme F....., âgée de 60 ans, une des malades de feu le Dr C. C. Monteath. Elle avait été affectée pendant longtemps d'un déplacement de l'œil droit en bas, en dedans et en avant, et quelques années avant sa mort l'œil avait crevé. Nous trouvâmes la sclérotique vide, couchée au devant d'une tumeur blanche et granuleuse, constituée évidemment par les acini hypertrophiés de la glande lacrymale. Elle avait le volume du poing d'un homme, occupant l'orbite fortement dilaté et s'enfonçant en bas dans la fente sphéno-maxillaire. Elle avait détruit par absorption la voûte de l'orbite qui était encore recouverte par la dure-mère, excepté en quelques points où elle était en contact avec le cerveau. Elle avait déformé le cerveau à un haut degré, ayant refoulé en haut la face inférieure du lobe antérieur de l'hémisphère droit, et en arrière la face antérieure du lobe moyen. Le nerf moteur oculaire commun droit avait été absorbé. A l'intérieur du crâne, le nerf optique droit était plus petit que le gauche; à l'intérieur de l'orbite, il ne restait plus guère que son névrilème. La narine droite était obstruée par la présence de la tumeur; les sinus frontaux et maxillaires du côté droit étaient pleins d'un mucus puriforme. Cette malade s'était constamment refusée à toute opération. (Mackenzie, t. I, p. 124.)

Observation XV.

Adénome de la glande lacrymale avec formation de kystes à l'intérieur.
(A. Bérard, Annales d'oculist., t. XII, p. 237.)

Le 8 mars, est entré à la salle Saint-Gabriel, Franco, âgé de 38 ans, charretier, d'une forte constitution et d'une santé habituelle très-bonne. Le début de la maladie remonte à trois ans : la cause en est restée inconnue Jamais augmentation ni diminution de la sécrétion des larmes. L'œil commença par devenir plus saillant : les progrès du mal ont été lents; le malade éprouve depuis six semaines seulement des picotements dans la tumeur, assez forts pour le réveiller la nuit.

État actuel. L'œil gauche, projeté directement en bas, atteint à peu près le niveau d'une ligne transversale qui passerait par le milieu du nez. On peut évaluer cette proéminence à 2 et demi ou 3 centimètres.

Cependant le globe oculaire ne paraît en aucune façon altéré dans sa forme : il a le volume de celui du côté opposé, jouit de tous ses mouvements; seulement l'espace qui constitue la chambre antérieure est moins considérable; la pupille est très-peu contractée et notablement rétrécie. La cornée, qui ne paraît pas plus convexe que l'autre, offre à son quart inférieur une exulcération transparente, de forme irrégulière. La vision est intacte; seulement le malade est myope de ce côté.

Les paupières recouvrent complétement l'œil, lorsque la contraction de l'orbiculaire est énergique, tandis que dans le clignement ordinaire la partie antérieure de la cornée leur échappe. . . . . .

Par sa partie antérieure, la tumeur avait la forme et le volume d'une noisette; la sensation de fluctuation y était évidente, mais plus profondément, cette tumeur semblait se continuer vers le côte externe de l'orbite avec une tumeur plus dure, plus résistante, dont le siége primitif paraissait être la glande lacrymale et la nature un cancer.

Une incision ayant divisé la peau, le tissu cellulaire et l'aponévrose palpébrale, on tomba sur une membrane d'aspect fibreux, offrant la coloration noirâtre propre aux kystes. Il en sortit, mais en petite quantité, un liquide transparent. Toute la tumeur n'était pas là : une autre, plus dure et d'un plus gros volume, existait encore dans le fond de l'orbite, plus particulièrement située dans les deux tiers externes. Son extraction fut pratiquée en se servant tantôt d'un bistouri, tantôt des ciseaux, et plus volontiers encore des instruments mousses pour éviter la lésion de la conjonctive, des nerfs optique et sus-orbitaire.

La tumeur était formée par un mélange de tissu glanduleux et de tissu encéphaloïde ramolli.

Observation XVI.

Hypertrophie avec production de cancroïde et formation de kystes.

(Knapp, Klinische Monatsblaker, 1865, p. 378.)

Une femme de 26 ans a une tumeur qui lui remplit tout l'orbite. Elle est développée depuis un an et demi, fluctuante et comprime le globe oculaire. Cette tumeur est enlevée avec une partie du tissu de l'orbite. La guérison survint en quatorze jours.

La tumeur, grosse comme un œuf de poule, est formée d'acini glandulaires hypertrophiés, de petits kystes et aussi en grande partie d'un tissu peut-être cancéreux.

Le Dr Julien Arnold déclare que c'est une combinaison d'adénome et de cancroïde de la glande lacrymale, avec formation de kystes.

B. — *Fibro-adénomes de la glande lacrymale.*

Dans cette variété qui est moins nombreuse que la première, l'hypertrophie porte principalement sur la trame cellulo-fibreuse qui unit entre eux les acini et les lobules.

Ce tissu s'épaissit, ses moindres cloisons augmentent de volume, et forment, sur une coupe de la tumeur des traînées blanches, entre lesquelles se trouvent compris les divers éléments de la glande.

Il n'est donc pas étonnant qu'on leur ait donné le nom de corps fibreux (Cruveilhier) ou d'hypertrophie interstitielle.

En plaçant une parcelle de ces tumeurs sous le champ du microscope, on reconnaît facilement leur structure cellulo-fibreuse, mais on rencontre au milieu des fibres condensées, des éléments de la glande, tantôt sains, tantôt plus ou moins altérés par suite de la compression qu'ils ont subie.

Ces fibro-adénomes ont un volume moindre ordinairement que celui des adénomes proprement dits; leur marche est également un peu moins rapide.

Quant à leur consistance, elle est naturellement plus grande et ne diffère guère de celle des corps fibreux.

Il se peut, dans certains cas, que ces tumeurs subissent un ramollissement plus ou moins prononcé.

Voici des observations de tumeurs de la glande lacrymale que nous avons cru pouvoir ranger dans cette classe.

Observation XVII.

Hypertrophie de la glande lacrymale. — Hypertrophie avec prédominance de stroma.

Un homme, âgé de 22 ans, robuste et athlétique, vint consulter le Dr O'Beirne pour une difformité considérable de l'œil droit, avec affaiblissement de la vision. Cet œil formait en avant une saillie beaucoup plus considérable que son congénère ; néanmoins, il était presque complétement recouvert par la paupière supérieure qui pendait lâchement au devant de lui comme si elle eût été paralysée; la pupille, largement dilatée, était insensible à la lumière, la cornée dirigée vers le nez et les points lacrymaux béants. La partie supérieure et externe de l'orbite était occupée par une tumeur dont on ne pouvait suivre complétement les contours, mais à laquelle on attribua le déplacement de l'œil et l'affaiblissement de la vue. Le malade éprouvait de rudes douleurs dans le côté droit de la face et de la tête, et l'air froid ainsi que les particules de poussière irritaient beaucoup l'œil qu'ils faisaient pleurer abondamment. Tous les objets lui paraissaient doubles, et, lorsqu'il voulait atteindre quelque chose, il posait toujours la main ou le pied en deçà de l'objet, de sorte que tout travail lui était devenu impossible. Deux ans environ avant de consulter le Dr O'Beirne, il avait vu tout d'abord des étincelles, puis des brouillards devant ses yeux, accompagnés d'accès intermittents, de vives douleurs dans le côté droit de la face et de la tête : au bout d'un an, il s'était manifesté une légère saillie avec déviation en dedans du globe de l'œil ; depuis cette époque, les symptômes s'étaient graduellement accrus jusqu'au point où ils sont parvenus aujourd'hui.

On décida dans une consultation qu'il fallait enlever la tumeur, mais on ne se douta même pas qu'elle fût formée par la glande lacrymale malade.

Le Dr O'Beirne extirpe la glande lacrymale.

La surface de la glande extirpée était granuleuse et rougeâtre ; son volume était au moins sextuplé. Quand on la coupait en travers, on apercevait au centre une substance dure, membraneuse, ou plutôt cartilagineuse, qui envoyait des cloisons vers la circonférence. Il ne s'écoulait aucune sanie.

Les suites de l'opération furent heureuses, à part un accident d'érysipèle qui n'entraîna pas de conséquence fâcheuse.

La paupière supérieure restant paralysée, on la releva au moyen d'une eschare qui, en se cicatrisant, unit sa surface antérieure au rebord orbitaire.

Le malade n'éprouva aucune incommodité de la perte de la glande lacrymale. (Mackenzie, t. I, p. 129.)

Observation XVIII.

Hypertrophie de la glande lacrymale (fibro-adénome).

David Gibson, 13 ans, d'une santé robuste, se présenta le 23 novembre 1843, avec une exophthalmie de l'œil droit. Il avait remarqué les premiers symptômes de son affection quatre mois auparavant, et, la seule cause qu'il pouvait admettre, c'est qu'il avait reçu, deux mois avant ces symptômes, une égratignure avec une aiguille, à l'angle inférieur de la conjonctive. A son entrée, je trouvai l'œil déplacé en bas et en avant, de manière que le bord supérieur de la cornée droite était au niveau du bord inférieur de la cornée gauche. La paupière inférieure était renversée en dehors, et l'œil projeté sur l'os malaire. Le déplacement était évidemment occasionné par une tumeur, dont le bord résistant pouvait être senti, et qui poussait en avant la portion externe de la paupière supérieure. Cette tumeur, située au bord de l'orbite, était fort peu mobile et paraissait adhérente à l'os.

Je fus d'abord porté à croire que ce pourrait bien être une exostose, tant la tumeur était dure et adhérait.

Elle paraissait ne pas appartenir au globe de l'œil, dont elle gênait les mouvements; la conjonctive était légèrement enflammée; la peau qui recouvrait la tumeur était saine. Il n'y avait pas eu de douleurs dans la partie affectée que l'on pouvait palper sans douleur aussi; et malgré le déplacement de l'œil, le patient pouvait lire des lettres d'un pouce.

Le 7 décembre, la tumeur fut extirpée en présence du Dr Mackensie, qui accorda sa sanction à l'opération. Je pratiquai une incision comprenant la peau, le muscle orbiculaire et la couche fibreuse de la paupière supérieure, se terminant au sourcil et parallèle à ce dernier, depuis son angle externe jusqu'auprès de son angle interne.

Le muscle élévateur, le cartilage tarse et la conjonctive furent déprimés ensuite, et le bord de la tumeur mis à découvert.

Le corps de la tumeur fut détaché avec beaucoup de peine de la fossette lacrymale, et du plancher supérieur de l'orbite auquel il adhérait fortement; l'ayant saisi avec des pinces à crochets, je l'attirai en dehors, et une légère dissection me permit d'en faire l'ablation complète.

Il s'écoula peu de sang. La plaie fut réunie par trois points de suture. La tumeur était dure, ovale, un peu mamelonnée, du volume d'une châtaigne, et enveloppée d'une membrane fibreuse; elle avait une structure uniformément granulée, et était traversée par quelques cloisons fibreuses, les parties centrales étant les plus résistantes.

L'examen microscopique lui donnait une structure fibreuse fine.

Résumé de la fin de l'observation : L'opération n'amena d'autre accident qu'une tuméfaction considérable de là paupière supérieure et de la conjonctive, qu'on fut obligé de scarifier. La vision redevint nette, etc. (Anderson, Annales d'oculistique, t. XIX, p. 245.)

Observation XIX.

Hypertrophie de la glande lacrymale (hypertrophie interstitielle) — Fibro-adénome.

Andrew Smith, âgé de 40 ans, vint consulter M. Halpin en novembre 1844. Depuis seize mois, il s'était aperçu que son œil gauche pleurait beaucoup, surtout quand on l'irritait ou que le malade marchait dans une direction opposée à celle du vent. Il n'existait alors aucune tuméfaction. Mais, il y a douze mois, la paupière supérieure devint raide et enflée, au point qu'il fallait un effort pour l'élever et pour la maintenir dans cet état; bientôt le malade ne put plus la soutenir qu'à l'aide des doigts, et la tuméfaction augmenta graduellement à la longue; le globe oculaire fit saillie hors de l'orbite; on le voyait continuellement recouvert par la paupière supérieure distendue.

La difformité était considérable; et bien qu'il n'y eût pas de douleur, comme c'était là évidemment un cas de tuméfaction de la glande lacrymale, on proposa au malade de l'enlever, mais il n'y consentit point. Enfin, le 2 avril 1845, il revint demander l'opération. Le globe oculaire était complétement hors de l'orbite, couché sur le bord orbitaire de l'os de la pommette; la cornée, d'apparence normale, était tournée en haut et en dehors. L'iris se contractait modérément par le contact de la lumière; mais la vue était très-diminuée par la distension du nerf optique et par la pression que la tumeur exerçait sur tout le globe. La paupière offrait une couleur brunâtre, presque pourpre, une surface irrégulière, et elle était traversée en différents sens par des veines variqueuses.

Voici quel fut le procédé opératoire :

M. Halpin fit décrire presque les deux tiers de l'orbite à sa première incision, laquelle fut faite en ligne courbe, à convexité supérieure, commencée immédiatement au-dessus du tendon du muscle orbiculaire, et terminée à un demi-pouce au-dessus de la commissure externe. Elle divisa le sourcil dans toute sa longueur, en laissant du côté du front environ la moitié de sa hauteur. On renversa en bas le lambeau, en le disséquant, ce qui donna beaucoup d'espace. Une ligature fut passée autour de la glande, et on la détacha tout entière de ses connexions, partie avec le doigt, partie avec le bistouri. Pas d'hémorrhagie. La plaie, rapprochée par quatre points de suture, se réunit par première intention dans toute sa longueur. Au bout de sept jours, le malade put retourner chez lui.

L'œil rentra peu à peu. Après un mois, il n'y avait plus aucune difformité, et il fallait examiner la région très-attentivement pour y reconnaître la cicatrice. La vue de cet œil était aussi bonne qu'elle eût jamais été.

.... La glande lacrymale enlevée avait acquis le volume d'un œuf de poule. L'altération qu'elle offrait ne parut point être de nature maligne. Elle présentait au contraire un bon exemple de l'hypertrophie interstitielle simple de la glande. La surface était lisse, et sa coupe offrait une masse régulière, homogène, de couleur jaunâtre. (Ann. d'oculist., t. XIX, p. 159.)

Observation XX.

Hypertrophie de la glande lacrymale. — Fibro-adénome.

Marie Gibbon, âgée de 81 ans, vint me voir au mois de mars 1843, pour une large tumeur qui faisait saillie à l'angle externe de l'œil droit, et cachait complétement la vue de ce côté. La peau qui recouvrait cette tumeur était d'un rouge-pourpre, comme vineux. On y voyait ramper des veines assez larges. En soulevant cette tumeur, et en élevant en même temps la paupière supérieure, on parvenait à voir l'œil dont la cornée était légèrement érodée, comme avec un couteau, sans doute par suite de la pression et du frottement de la tumeur pendant les mouvements du globe oculaire. La pupille était normale, se contractant bien sous l'influence de la lumière.

La malade dit que le début remontait à dix ans, et avait commencé par une petite grosseur à l'angle externe de l'œil. Cette grosseur avait fini par recouvrir l'œil dont la vue était abolie depuis huit ans.

La tumeur qui avait le volume d'une orange était divisée en deux lobes, dont le plus petit occupait la partie profonde de l'orbite, et le plus grand la partie externe.

En la divisant, je trouvai qu'elle était composée de fibres dures et formant un tissu assez consistant et homogène, de couleur blanche, et sans apparence de vaisseaux.

(Pemberton. Dublin quarterly Journal of med. sc. t. IV, p. 246; 1847. — Traduction due à l'obligeance de mon collègue et ami Pruvost.)

§ IV. — TUMEURS EMBRYOPLASTIQUES. MYXOMES DE LA GLANDE LACRYMALE.

Nous rapportons ici deux observations de tumeurs particulières et non décrites de la glande lacrymale : leur aspect, à la coupe, diffère en effet de celui des différentes espèces d'hypertrophie que nous venons de passer en revue ; leur structure interne, révélée par le microscope, montre également qu'il s'agit d'une affection tout autre.

Dans la seconde observation, empruntée à Otto-Beker et désignée par lui sous le nom d'adénoïde de la glande lacrymale, il est parlé de tissu colloïde. Veut-il entendre par là, la variété de cancer qui porte ce nom en clinique ?

Quoiqu'il en soit, ces deux tumeurs nous ont paru avoir des caractères communs, et c'est ce qui nous a engagé à les réunir dans un même paragraphe. Le début, la marche et la forme de ces tumeurs ne diffèrent en rien de ceux des adénomes; aussi, le diagnostic clinique en est-il impossible.

La première de ces observations a été recueillie par nous en partie, et en partie empruntée à la clinique que notre maître, M. le professeur Richet, fit à son sujet. La seconde est empruntée à un journal allemand, nous en devons la traduction à l'obligeance de M. Charles Richet, étudiant en médecine.

Observation XXI.

Tumeur embryo-plastique. — Myxome de la glande lacrymale.

Gouineau (Adélaïde), âgée de 63 ans, rentière, entre à l'hôpital des Cliniques (lit n° 10), le 24 mai 1869.

Cette dame a toujours été bien portante, n'a jamais eu la syphilis.

Il y a plusieurs années (sept ou huit), elle reçut un coup sur l'œil gauche; à peu près à la même époque, elle perdit son mari, eut un vif chagrin de cette perte, et pleura longtemps et beaucoup.

Il y a quatre ans environ, elle s'aperçut que son œil du côté gauche était plus saillant que celui du côté opposé, et qu'il se portait manifestement en avant. Son attention était d'autant plus appelée vers cette région, qu'elle y ressentait souvent des douleurs tantôt sourdes tantôt très-vives, qui s'irradiaient dans la tempe.

Le larmoiement n'était pas plus abondant que du côté sain.

Depuis cette époque, la projection de l'œil en avant ne fit que s'accroître. A son entrée à l'hôpital, on constate les signes suivants :

L'œil gauche est fortement saillant en avant, il est en même temps dévié directement en bas. Ses mouvements sont libres : il peut se mouvoir en tous les sens autour de son axe. Il n'est pas plus volumineux que son congénère. Une pression légère suffit pour le faire sortir de l'ouverture orbitaire, comme pour l'y faire rentrer.

Néanmoins, l'œil est sain : la cornée est transparente, la conjonctive sans rougeur. Il y a une cataracte corticale commençante ; mais elle existe des deux côtés, et ne peut être mise sur le compte de l'exophthalmie.

Elle n'est pas pourtant assez prononcée pour empêcher l'examen ophtalmoscopique qui montre que le fond de l'œil est sain, la pupille normale quoique un peu congestionnée.

En portant le doigt au-dessus du globe, on sent de petits lobules mollasses situés sous l'arcade orbitaire supérieur, qui offre une certaine apparence de fluctuation, mais qui ne sont pas vraiment fluctuants. Ces petits lobules ne changent pas de place par les mouvements spontanés ou communiqués du globe oculaire.

L'arcade sourcilière, dont on peut aisément sonder les contours, n'a changé ni de volume ni de caractères, et le sourcil est arqué comme de coutume.

La paroi supérieure de l'orbite est donc saine.

Il n'y a rien de particulier dans les fosses nasales, dont les dimensions sont normales et parfaitement semblables des deux côtés, et qui n'offrent aucune tumeur.

Cette dame raconte qu'elle a eu plusieurs épistaxis, mais l'hémorrhagie se produisait indifféremment par l'une ou l'autre narine.

Le sinus maxillaire, ainsi que la fosse temporale n'offrent à la vue ni au toucher aucun caractère particulier.

L'intégrité des facultés intellectuelles prouve qu'il n'y a rien non plus du côté de la cavité crânienne.

La vue est conservée; à peine est-elle légèrement affaiblie par le commencement d'opacité de la capsule cristalline. Malgré la déviation de l'œil en bas, il n'y a point de diplopie.

M. le professeur Richet diagnostique une tumeur de la glande lacrymale, et selon toute probabilité, une de ces tumeurs connues sous le nom d'*adénome* ou d'*hypertrophie.*

Il éloigne toute idée de tumeur maligne, ou de kyste développé dans l'un des conduits de la glande ou dans les mailles du tissu cellulaire voisin.

L'opération de l'extirpation de la glande hypertrophiée a lieu le 9 juin à l'amphithéâtre de l'hôpital des Cliniques.

Elle se fit avec une grande facilité :

Une première incision courbe, le long de la paroi orbitaire, comprenant toute l'épaisseur de la paupière, mit à découvert l'aponévrose orbito-oculaire, qui fut incisée à son tour.

A peine celle-ci est-elle ouverte, que la tumeur fait hernie à travers les lèvres de l'incision. Elle offre alors une coloration un peu noire avec reflets bleuâtres, et ressemble tout à fait à un kyste aux parois fortement distendues. Au moment même, M. Richet croit qu'il s'agissait d'un kyste; mais la pointe d'un bistouri pénétrant dans son épaisseur ne fit point jaillir une goutte de liquide : il s'agissait bien évidemment d'une tumeur solide.

Elle fut énucléée sans grande difficulté avec l'aide du bistouri et le bout de l'index; puis, on fit une torsion du pédicule qui comprenait les vaisseaux et nerfs de la glande hypertrophiée.

Le pansement fut des plus simples : une petite mèche de charpie enduite de cérat est introduite entre les lèvres de l'incision qu'elle a pour but de maintenir béante, et le tout est recouvert d'un linge cératé et d'un gâteau de charpie.

Cette tumeur avait à peu près le volume d'une noix, elle avait la forme du testicule.

Fendue dans son milieu, elle offrait une apparence jaunâtre, demi-transparente et gélatiniforme. La coloration noire qu'elle avait dans l'orbite, quand on la mit à découvert, tenait vraisemblablement à la circulation sanguine.

Elle était enveloppée d'une membrane fibreuse très-résistante, qui n'était probablement que l'enveloppe de la glande lacrymale.

Un pédicule allongé contenant des vaisseaux et des nerfs, la mettait en communication avec le tissu cellulaire de ces organes contenus dans l'orbite.

Si on coupe la tumeur par son milieu, on voit que de l'enveloppe externe se détachent sous forme de cloisons des tractus fibreux qui contiennent dans leurs intervalles une matière gélatineuse, jaunâtre, demi-transparente, parsemée de points rouges provenant de la section des vaisseaux.

Au centre, la coloration est manifestement jaune ; elle tire sur le blanc à la périphérie.

A la déchirure, on retrouve un aspect granuleux tout à fait semblable à celui du testicule, et qui est surtout prononcé à la circonférence.

Cette tumeur a été soumise à l'examen microscopique, et voici la note que M. le Dr Legros, préparateur du cours d'histologie, a rédigé :

« Cette tumeur d'aspect gélatineux donne par le raclage les éléments du tissu lamineux embryonnaire à divers degrés de développement (noyaux, corps fusiformes, corps étoilés). Sur les coupes, on distingue au milieu d'une substance amorphe abondante quelques faisceaux de tissu lamineux, et surtout des corps étoilés anastomosés. La tumeur est parcourue par de nombreux vaisseaux.

« Dans quelques points on voit des corps fusiformes renfermant des granulations graisseuses, mais la plupart des éléments sont très-transparents, tellement transparents, qu'on ne peut les étudier qu'en les colorant ou en coagulant la substance protéique qu'ils contiennent.

« C'est une tumeur embryo-plastique ou le myxôme des Allemands. »

M. Legros avait surtout examiné la partie centrale de la tumeur quand il fit cette note.

Il rechercha alors la structure de la portion périphérique, et y trouva des culs-de-sac glandulaires, plus ou moins altérés, au milieu des autres éléments propres de la glande lacrymale.

Pendant la nuit qui suivit l'opération, la malade ressentit dans l'orbite d'assez vives douleurs.

La plaie, cependant, avait le lendemain assez bon aspect ; l'œil, toujours projeté en avant, n'était qu'un peu rouge sur la conjonctive. Il y avait également un peu d'œdème des paupières.

Le 11, l'œdème des paupières s'est accru; la conjonctive rouge, boursouflée, forme un énorme chémosis autour de la cornée; l'œil semble être davantage encore propulsé en avant. Il y a très-peu de réaction générale.

M. Richet croit qu'il y a un commencement de phegmon du tissu cellulaire de l'orbite, et que le chémosis est dû à la gêne de la circulation.

Il incise le chémosis sur plusieurs points, prescrit un cataplasme sur l'œil, fait appliquer 12 sangsues sur la tempe, et ordonne un purgatif salin.

Malgré l'énergie du traitement antiphlogistique, un érysipèle envahit les lèvres de la plaie et les paupières, puis la joue du côté correspondant.

Il n'alla pas plus loin, mais un phegmon rétro-oculaire se déclarait à peu près simultanément, au milieu de symptômes généraux très-graves.

Le pus sortit par l'ouverture supérieure, grâce à un petit tube à drainage que M. Richet avait introduit dans l'orbite, et par une ouverture pratiquée à la paupière inférieure.

Néanmoins, l'œil s'enflamma à son tour et finit par se vider.

Au moment où la malade quitta l'hôpital (le 5 juillet 1869), les symptômes inflammatoires avaient disparu : mais la paupière supérieure était très-œdématiée et pendait comme un voile inerte devant le moignon de l'œil.

Nous avons revu cette dame deux mois après.

L'œdème de la paupière avait presque entièrement disparu, mais celle-ci continuait à être immobile.

Observation XXII.

Tumeur colloïde de la glande lacrymale.

(Otto Beker, Bericht über die Augenclinic der Wiener Universital, p. 162.)

Josepha M... de Boltein, en Moravie, âgée de 18 ans, vit à la suite d'un refroidissement accidentel, au mois d'août 1863, se gonfler son œil gauche et toute la partie gauche de son visage, assez pour qu'elle désirât l'aide de la chirurgie. Elle ne ressentait dans l'œil et la joue que des douleurs fort supportables, mais il lui semblait que l'œil pouvait tomber de l'orbite. Elle consulta le Dr X... à Brunn celui-ci lui mit de l'atropine et lui comprima l'œil avec un bandeau pendant un mois environ. L'œil revint à sa position normale.

Mais un an après, à la suite d'un nouveau refroidissement, le même gonflement reparut plus considérable que la première fois et accompagné de vives douleurs.

Josepha M... vint à Vienne, et le 5 février 1864, elle offrait l'aspect suivant :

Cette dame est de moyenne grandeur, d'une constitution forte et bonne. La paupière supérieure de l'œil gauche est poussée en avant par une tumeur qui se trouve au-dessous : elle est d'une couleur plus foncée, et vers le bord palpébral elle est parcourue par des veines très développées. Elle ne peut pas être soulevée comme d'habitude; l'œil est penché en avant.

Si on le compare à l'autre œil, on voit que la cornée est tournée en avant, en bas, et en dedans, du côté du nez. La mobilité de l'œil est gênée en dedans et en dehors, beaucoup plus en haut, tandis qu'elle est très-prononcée en bas. Il y a diplopie. Entre l'œil et le bord orbitaire, on sent en palpant une tumeur très-considérable. Elle occupe exactement la place de la glande lacrymale, et est visible quand on écarte la paupière supérieure de l'orbite.

L'ophthalmoscope montre que les milieux réfringents sont transparents, et que le fond de l'œil est sain.

Du reste, ni la sensibilité optique, ni la circulation, ni les muscles eux-mêmes n'ont souffert de la présence de la tumeur.

Voici quel était l'aspect et la structure de la tumeur extirpée :

De la forme d'un petit œuf de poule, elle peut cependant être considérée comme composée de trois parties rondes, et d'une consistance différente; les deux plus petites, en même temps les plus dures, étaient en avant et avaient déjà pu être distinguées sur la malade par le toucher. La dernière paraissait composée de grains semblables à du sagou cuit. Ces lobes furent examinés séparément.

La tumeur tout entière fut partagée par une incision transversale en deux parties. On reconnut que la partie antéro-inférieure était la glande lacrymale. Elle était séparée du reste par un tissu conjonctif très-épais. Le plus gros lobe, qui était le postérieur, montrait en son milieu une caverne qui communiquait à l'extérieur par un conduit irrégulier. La couleur du tissu incisé était d'un rouge pâle, surtout à la partie postérieure. Les deux lobes antérieurs avaient l'air d'une glande à acini, le troisième avait des lobules beaucoup plus gros au centre plus encore qu'à la périphérie.

Dans le tissu pathologique, il y avait une épaisse couche d'alvéoles composées de tissu colloïde. Plus on s'avance au centre et plus les alvéoles deviennent nombreuses, et plus se raréfie le tissu connectif. d'où il résulte que le développement de la tumeur a procédé de l'extérieur à l'intérieur, et que les granulations qu'on rencontrait à la superficie venaient des parties colloïdes non encore développées.

§ V. — Squirrhe de la glande lacrymale.

La dégénérescence squirrheuse de la glande lacrymale n'était point regardée comme rare par les auteurs anciens et même par Velpeau.

Ph. J. Roux, l'un des premiers, s'éleva contre cette idée, et attribua à une inflammation à marche lente les tumeurs qu'il rencontra dans cet organe : « Cette glande, dit-il, est sujette à une intumescence chronique à laquelle il faut croire que le caractère squirrheux est étranger, et qui emprunte toute sa gravité à la compression que la glande lacrymale augmentée de volume exerce sur le globe oculaire. » (Mél. de chirurgie et de physiologie.)

Il rapporte à ce propos l'observation suivante, que nous n'hésiterions pas à ranger dans la classe des adénomes.

« Un de nos confrères m'a procuré l'occasion de voir un cas d'engorgement de la glande lacrymale, accompagné d'une exophthalmie assez considérable. Du moins, je ne puis pas soupçonner être d'autre nature la tumeur qui a produit le déplacement de l'œil. Le malade est un homme d'environ 40 ans, jouissant d'ailleurs d'une parfaite santé. Il y a déjà quatre ou cinq ans qu'il a commencé à s'apercevoir que l'œil gauche saillait davantage que celui du côté opposé. Depuis ce temps, la proéminence a augmenté ostensiblement, et maintenant elle est telle qu'on peut facilement, à travers la paupière supérieure, toucher la partie postérieure de l'œil qui est porté aussi un peu en dedans.

« Immédiatement au-dessous des paupières, dont l'ouverture est sensiblement dilatée, on sent, dans l'orbite, une tumeur rénitente occupant la partie externe et un peu supérieure de cette cavité. Cette tumeur qui paraît bien détachée et des parties osseuses environnantes, et des parties molles, c'est-à-dire du globe de l'œil et de ses annexes, sur lesquels elle est appliquée, a ses limites extérieures à peu près à la réunion du tiers externe avec les deux tiers internes de l'une ou de l'autre paupière, car elle s'étend aussi sous l'inférieure, quoiqu'elle y soit bien moins sensible.

« D'ailleurs l'exophthalmie, au degré où elle est parvenue, défigure le malade, et la vue est presque nulle du côté affecté. Quoiqu'on ne puisse pas déterminer la grosseur absolue de la tumeur, j'avais cru son extirpation praticable; mais le malade n'a pas voulu s'y soumettre. »

Aucun des signes propres au squirrhe ne se rencontre en cette observation, et comme Roux, nous ne voyons là ou qu'une inflammation chronique ou qu'une hypertrophie glandulaire.

La plupart des exemples de tumeurs données comme squirrhes semblent se rapporter à des fibro-adénomes, Même grosseur à peu près, même marche, même aspect à l'œil nu. C'est à peine si nous osons regarder comme vraiment squirrheuse la tumeur dont nous rapportons l'histoire, et qui a été extirpée par Todt. Ne s'agit-il pas là encore d'un fibro-adénome?

Le cas de M. J. Cloquet rapporté par M. Maslieurat-

Lagémard semble beaucoup plus probant, puisqu'il y a eu plusieurs récidives.

Une particularité sur laquelle nous voulons en passant appeler l'attention c'est l'état sain des ganglions et des vaisseaux lymphatiques, dans les prétendus cas de squirrhe de la glande. Faut-il expliquer par là leur bénignité, et leur défaut de récidive?

Observation XXIII.

Cancer squirrheux de la glande lacrymale.
(Maslieurat-Lagémard, Archives gén. de méd., t. VII, p. 51.)

Une femme, âgée de 30 ans, concierge, bien réglée, n'ayant jamais eu d'affection constitutionnelle antérieure, éprouve, au pourtour de l'œil droit, quelques élancements, sans larmoiement ni rougeur. Elle attribue ces symptômes à un coup de parapluie reçu, quelques temps auparavant, au niveau de l'angle externe de l'œil. Bientôt se montre, au niveau de la glande lacrymale, une petite tumeur qu'on sent sur la peau, et qui devient le point de départ d'élancements. La sécrétion des larmes n'est pas modifiée. Pendant six mois la tumeur augmente graduellement de volume, sans qu'elle soit modifiée par divers traitements. La seule incommodité qu'elle déterminait alors tenait à la pression exercée sur la partie supérieure et externe du globe. Il en résultait de la diplopie, quand les objets étaient vus du côté droit. A cette époque, la tumeur qui avait acquis le volume d'un gros pois, est enlevée. Peu de temps après, elle reparaît de nouveau et fait des progrès rapides. Une seconde opération est pratiquée. Deux mois après, la tumeur reparaît, ainsi que les douleurs lancinantes. La malade entre alors à l'hôpital des Cliniques. On constate, au côté externe et au-dessus du bord orbitaire de l'œil droit, une tumeur de la grosseur d'une petite aveline. Elle soulève un peu la paupière correspondante, présente à son centre une petite cicatrice résultant des deux premières opérations; elle est dure, un peu irrégulière, sans adhérence au rebord de l'orbite ni au globe, qui est un peu comprimé et poussé en dedans. Absence d'exophthalmos. La pression sur la tumeur n'est pas douloureuse et ne provoque pas d'hypersécrétion des larmes. L'œil droit est humide, pâle; lorsque la patiente pleure, elle remarque qu'il s'écoule moins de larmes de ce côté que du gauche. Le 15 avril 1835, le professeur J. Cloquet pratique l'extirpation de cette tumeur ; au bout de trois semaines la patiente quitte l'hôpital, bien guérie, l'œil conservé, la vision rétablie et n'ayant à la place de la tumeur qu'une cicatrice linéaire. Jusqu'à la fin de 1839, c'est-à-dire pendant près de cinq ans, la guérison s'est maintenue.

La tumeur enlevée présente les caractères suivants : la partie postérieure a la forme, les granulations et la structure de la glande lacrymale. La moitié antérieure est envahie par un tissu dur, bosselé, rénitent, fibreux, blanchâtre, extrêmement résistant et criant sous le scalpel quand on l'incise. Sa nature squirrheuse ne paraît pas un instant douteuse.

On trouve dans Mackenzie (t. I, page 128) une observation de Todd relative à une malade de 70 ans, affectée de tumeur de la glande lacrymale.

Obseevàtion XXIV.

La glande formait une volumineuse tumeur, irrégulière, occupant la partie supérieure de l'orbite et faisant une saillie de plus d'un demi-pouce au delà de l'arcade sourcilière. Elle était dure, et sans mobilité. L'œil expulsé de l'orbite regardait en dedans, était descendu sur la joue à tel point que la cornée se trouvait de niveau avec l'aile du nez.

Il y avait de vives douleurs, des élancements, et un écoulement abondant de larmes brûlantes.

La malade rapportait l'origine de cette tumeur à un coup reçu sept ans auparavant. C'est depuis cette époque qu'elle avait eu un abondant larmoiement. Todd fait l'extirpation de la glande qui était solidement fixée dans l'orbite à la manière d'un coin.

« La surface de la glande qui avoisinait l'œil était irrégulièrement lobulée ; ses lobules s'étaient insinués entre les muscles de l'œil et les autres parties contenues dans l'orbite, de sorte qu'il était aussi difficile que hasardeux de les dégager. La glande extirpée était beaucoup plus grosse qu'une noix. La surface qui regardait l'œil présentait trois éminences considérables ou lobes, séparés par des fissures profondes. Elle était presque aussi résistante que du cartilage, et plus élastique. Une section met à découvert plusieurs petits kystes cartilagineux contenant un fluide glaireux ; dans les intervalles des lobules existe de la graisse solide et quelques bandes membraneuses. »

L'opération réussit bien ; il fallut des cautérisations fréquentes au fond du cul-de-sac conjonctival pour relever la paupière supérieure paralysée. L'œil reprit sa position normale, mais la vision resta abolie et la pupille largement dilatée.

§ VI. — Cancer encéphaloïde de la glande lacrymale.

Mackenzie le désigne sous le nom de fongus médullaire, et croit qu'il est très-rare.

Le seul cas de fongus médullaire de la glande lacrymale que je connaisse, dit-il, appartient au Dr Tourtual jeune, qui extirpa la glande avec le globe de l'œil. L'œil avait été refoulé de près d'un pouce au delà de la circonférence de l'orbite, et le malade était en proie à la fièvre hectique. La tumeur était recouverte d'une enveloppe brune ressemblant à de la matière cérébrale. Trois ans après l'opération, il survint dans la fosse temporale une tumeur molle et douloureuse ; la fièvre hectique se montra de nouveau, et six mois après, le malade mourut.

Le même auteur, dans son troisième volume, rapporte une observation d'encéphaloïde. Ce qui fit supposer qu'il s'agissait d'une tumeur de cette nature, c'est que la mamelle était atteinte de cette dégénérescence.

Nous donnons plus bas cette observation.

Quoi qu'il en soit, vu le peu d'exemples que nous en avons, il est impossible de dire s'il s'agit d'un encéphaloïde primitif ou secondaire de la glande, si la tumeur a débuté dans l'organe secréteur des larmes pour envahir ensuite l'œil et les os de l'orbite, ou si elle a marché en sens inverse.

La gravité des symptômes, la marche rapide de la

tumeur, son extension aux parties avoisinantes, l'existence sur d'autres points du corps de tumeurs de mauvaise nature, devront dans ces cas éclairer le diagnostic, et faire soupçonner à quelle affection on a affaire.

Observation XXV.

Cancer encéphaloïde de la glande lacrymale.
(Mackensie, t. III, p. 28.)

C. M....., célibataire, âgé de 33 ans, vint me consulter le 22 septembre 1857. Il y a six semaines que son œil droit est saillant hors de son orbite. Elle ne peut soulever complétement sa paupière supérieure. Le globe oculaire est abaissé et ne peut être dirigé en haut. On sent, dans la région de la glande lacrymale, une tumeur bosselée, mais non dure. La malade n'accuse aucune douleur. La vision est obscurcie, de sorte qu'elle ne peut lire que lentement. Avant que je l'eusse vue, elle avait éprouvé dans le côté droit de la poitrine des douleurs pour lesquelles on lui avait appliqué des sangsues et un vésicatoire. Des applications de sangsues sur la tumeur orbitaire, l'iodure de potassium *intus* et *extra* n'ayant amené aucune amélioration, je procédai à l'extirpation de la glande. Elle était molle partout et offrait l'aspect cérébriforme. Après son extirpation, je pus facilement introduire le doigt profondément dans l'orbite.

Quelques jours après l'opération, dont la malade se remit parfaitement, elle me montra une masse cancéreuse dure, située sous la peau à laquelle elle adhérait, et occupant l'espace qui s'étendait entre la mamelle gauche et le creux axillaire.

Peu de temps après être retournée chez elle, cette malade fut prise, à gauche, d'une hémiplégie partielle ; le membre inférieur n'était pas affecté. Une tumeur dure commença aussi à se remontrer au-dessous de l'arcade orbitaire droite ; elle était indolore, mais la paupière supérieure était très-tuméfiée et sa coloration altérée, le globe de l'œil fort saillant en avant et la vision éteinte.

Quelles que soient les variétés de ses tumeurs, la glande lacrymale en augmentant de volume, subit des modifications dans sa forme, dans plusieurs de ses rapports et détermine des changements importants dans les organes avec lesquels elle est en relation.

On sait qu'elle est contenue dans une loge fibreuse à parois assez résistantes, fournie par un dédoublement de l'aponévrose orbito-oculaire.

En haut et en dehors, elle est appuyée contre le plafond de l'orbite qui présente à ce niveau une certaine épaisseur, et qui empêche tout développement de la glande de ce côté.

En bas et en dedans, elle repose par sa face concave sur la convexité du globe oculaire, un peu en arrière de l'équateur de l'œil, touchant par son extrémité supérieure le muscle releveur de la paupière supérieure qui se meut au-dessous d'elle et par son extrémité inférieure, le droit externe situé en dedans d'elle.

Elle correspond au fond de l'orbite par son bord postérieur qui reçoit le paquet vasculaire et nerveux qu'entoure un tissu cellulaire à larges mailles. Séparée en avant par 3 ou 4 millimètres du rebord orbitaire, elle se trouve presque immédiatement située derrière l'aponévrose orbito-oculaire.

Il résulte de ces rapports que la glande lacrymale prend en se développant des formes qui sont presque toujours identiques, quelle que soit la tumeur qui accroisse son volume. Libre en avant, en arrière et en bas, elle prend une forme ovoïde assez semblable à celle du testicule. et à grosse extrémité tournée du côté des paupières.

Elle est quelquefois lobulée, et n'offre pas toujours la régularité d'un ovoïde, cela peut tenir à plusieurs circonstances : l'hypertrophie glandulaire, le kyste, etc., se développent par exemple aux dépens d'un ou de deux lobules plus ou moins éloignés de la glande, ou bien les cloisons fibreuses ne s'épaississent que dans certaines parties, ou bien encore des kystes glandulaires se produiront ou en avant ou en arrière, etc.

Les changements déterminés dans les rapports de l'œil sont des plus remarquables. Le globe oculaire est projeté en avant d'abord, puis en dedans, en même temps qu'il subit comme un mouvement de bascule qui tourne en bas la cornée.

Voilà déjà des changements dans les axes visuels qui ne sont plus sur le même plan.

En outre, A. Bérard a appelé l'attention sur les modifications des diamètres antéro-postérieurs et transversaux de l'œil.

Cet organe, sphère membraneuse, vient il à être comprimé dans un sens : en vertu du peu d'élasticité des liquides, il s'étendra dans le sens opposé.

Par exemple, que par l'effet d'une tumeur appartenant à la glande lacrymale, il soit aplati de haut en bas, ou de dehors en dedans, le diamètre transversal ou mieux l'équateur de l'œil aura diminué de longueur, et en revanche la droite qui unit les deux pôles se sera allongée.

Le même phénomène se reproduit, mais en sens inverse, si la tumeur comprime l'œil d'arrière en avant. Il y a diminution du diamètre antéro-postérieur. A ces modifications, correspondent, ainsi que nous le dirons tout à l'heure, des modifications dans la vision importantes à étudier au point de vue du diagnostic.

Enfin, il y a toujours compression d'un certain nombre de vaisseaux, la cavité orbitaire étant très-riche en artères et en veines.

Loin de rester limitée à la partie supérieure et externe du plafond de l'orbite, la tumeur formée dans la glande lacrymale peut acquérir des dimensions considérables. On conçoit que les lésions qui en résulteront pour l'œil et les organes que contient la cavité orbitaire en seront d'autant plus grandes.

Outre la destruction et la fonte de l'œil, les tumeurs en prenant un grand développement refoulent les parois de l'orbite, s'insinuent dans les fentes sphéno-maxillaires, et font éclater pour ainsi dire la cavité devenue trop étroite pour les contenir.

L'observation XIV du Dr Monteath, rapportée par Mackensie, en est un bel exemple.

Causes. — Il est impossible de préciser la cause prochaine qui a présidé à la formation des tumeurs de la glande lacrymale.

Dans la plupart des observations d'adénomes, et de squirrhes, on trouve notés les coups, et une contusion remontant plus ou moins loin, et ayant précédé de beaucoup l'apparition de la tumeur.

L'âge ne paraît pas avoir eu une grande influence sur le développement de ces affections : cependant, c'est dans l'enfance et la jeunesse qu'on les a vues le plus souvent.

Le tempérament ne joue non plus aucun rôle : on a, il est vrai, invoqué la diathèse scrofuleuse, mais les affections des glandes lacrymales observées dans ce cas étaient surtout des inflammations chroniques analogues aux engorgements ganglionnaires, et se résolvaient assez aisément par le traitement tonique.

SIGNES DES TUMEURS DE LA GLANDE LACRYMALE.

Nous venons de voir que les tumeurs de la glande lacrymale déterminaient dans le globe oculaire des modifications nombreuses, gênaient la circulation artérielle et veineuse, et finissaient par altérer plus ou moins la configuration de la cavité orbitaire.

Elles se révèlent donc au chirurgien par un ensemble de signes importants, variables suivant leur développement, suivant leur marche rapide ou progressive.

Elles s'accompagnent en outre de troubles fonctionnels du côté de la vue, de la secrétion des larmes, de la sensibilité cutanée du front, qu'il est essentiel d'étudier ou de connaître.

Mackenzie divise les symptômes et la marche de ces tumeurs en quatre périodes. M. Polaillon imite cet exemple.

1re *période*. — Au début tout se borne à une légère projection de l'œil en avant et à quelques troubles du côté de la sécrétion lacrymale.

2e *période*. — Saillie plus prononcée du globe oculaire qui en même temps se dévie en bas et en dedans; douleurs plus ou moins vives dans la région temporale et frontale; on peut déjà, dans quelques cas, sentir la tumeur sous le rebord supérieur de l'orbite.

3e *période*. — Exagération des symptômes de la deuxième période; en même temps, renversement de la paupière inférieure, chute de la paupière supérieure, altérations plus ou moins nombreuses et graves du globe oculaire.

4e période. — La tumeur trop à l'étroit dans la cavité orbitaire envahit la fente sphéno-maxillaire, rejette en dehors les cloisons osseuses qui limitent l'orbite, et amène la mort soit par compression cérébrale soit par épuisement.

Il nous a paru plus utile et plus intéressant de prendre chacun des symptômes en particulier, de l'étudier dans tous ses caractères et d'en rechercher l'explication et la cause physiologique. Cette méthode aura surtout l'avantage de nous aider beaucoup pour le diagnostic des tumeurs de la glande lacrymale, et nous montrera même les différences qui les séparent des autres tumeurs de l'orbite.

Douleur. — Ce n'est pas un signe constant, et quand il existe, il n'est pas toujours identique. Il est pourtant noté dans le plus grand nombre des observations, et comme un phénomène du début, un de ceux qui les premiers ont appelé l'attention du malade.

La douleur a des caractères variables ; elle peut être sourde et continue, ou bien elle peut revenir par accès sous forme d'élancements, de picotements.

Elle a pour siége la partie supérieure et externe de l'orbite, et s'irradie dans la région frontale en haut, et en dehors dans la fosse temporale.

La sensibilité cutanée n'a pas été étudiée, et il n'est pas fait mention des modifications qu'elle peut avoir éprouvées. Nous sommes portés à croire qu'elle doit être altérée le plus souvent, et qu'il y a tantôt anesthésie, tantôt hyperesthésie.

Qu'arrive-t-il en effet dans les cas de tumeurs de l'orbite ? certaines branches nerveuses sont comprimées et participent à la dégénérescence ou à l'inflammation des tissus qu'elles traversent : leurs expansions terminales subissent cette influence qui se traduit par des troubles variables.

C'est ce phénomène qui explique les douleurs dans les cas de tumeurs de la glande lacrymale. Cet organe en effet reçoit un certain nombre de nerfs qui lui sont destinés, ou qui en traversent l'épaisseur pour se rendre plus loin.

Le rameau externe ou lacrymal de la branche ophthalmique de Willis fournit : 1° un rameau externe, qui donne de nombreuses branches à la glande, puis qui traversant l'aponévrose palpébrale fournit à la sensibilité de la paupière supérieure et d'une partie de la peau du front ; 2° un rameau interne qui à la sortie de l'orbite s'anastomose avec le rameau malaire du maxillaire supérieur et se distribue à la joue.

De même, le nerf orbitaire branche du maxillaire supérieur fournit un rameau lacrymal destiné à la glande et à la paupière inférieure.

Les névralgies qui auront pour cause une altération de la glande lacrymale siégeront donc à la tempe, aux paupières, ou à la partie externe du front.

Larmoiement. — N'est-ce pas de la même façon que l'on peut expliquer le larmoiement noté dans un certain nombre d'observations ?

Si, dans quelques cas fort rares, la sécrétion lacrymale est diminuée, s'il y a xérophthalmie même, le plus ordinairement elle est accrue, et modifiée dans plusieurs de ses caractères. Elle devient âcre, brûlante, s'exagère quand l'œil est impressionné par une vive lumière, ou quand la conjonctive est exposée à de fines poussières irritantes. On l'a vue même déterminer de la rougeur, et des érosions sur les paupières et les joues qu'elle avait sillonnées.

Autrefois, on attribuait ce symptôme à une exagération de fonctions de la glande lacrymale hypertrophiée, en se fondant sur cette idée que les éléments glandulaires étant ou plus nombreux ou plus volumineux devaient sécréter d'autant plus. C'est là une erreur qui n'a pas besoin d'être examinée, tant elle est grossière.

La sécrétion des larmes est plus abondante parce que l'œil projeté hors de l'orbite est plus exposé au contact des agents extérieurs, qui par action réflexe, agissent soit sur ce qui reste de la glande soit sur les glandules conjonctivales.

Blépharoptose. — La chute de la paupière supérieure, ou même sa paralysie, est un symptôme qui se produit à une époque plus ou moins éloignée du début de la maladie, et qui résulte de la compression que la tumeur fait subir au muscle releveur. Il faut donc que celle-ci soit déjà volumineuse pour entraîner le ptosis. Ce phénomène peut persister longtemps, quelquefois même toujours à la suite de l'extirpation de la tumeur, si la compression a duré assez pour altérer la fibre musculaire. On peut voir aussi la paralysie du droit externe: c'est un fait plus rare.

Exophthalmie. — Nous arrivons au signe de tous le plus important par sa gravité, et par les caractères particuliers qu'il offre.

Il y a exophthalmie toutes les fois que le centre de rotation du globe oculaire est porté d'arrière en avant.

Rappelons-nous les rapports de l'œil avec le rebord orbitaire.

Une ligne verticale tirée par le milieu des deux bords orbitaires supérieur et inférieur rase de très-près le sommet de la cornée.

Une ligne commençant à l'insertion du ligament palpébral à la crête lacrymale antérieure et menée perpendiculairement à la première est à peu près au même niveau que la cornée, mais elle laisse de beaucoup en arrière le rebord orbitaire externe.

Toutefois que ces rapports sont changés, il y a exophthalmie ou hydrophthalmie.

Il faut donc avoir soin de ne pas confondre ces deux affections.

L'hydrophthalmie se caractérise du reste facilement par la dureté de l'œil, son augmentation de volume, la saillie conique en avant, la teinte bleuâtre de la sclérotique, sans compter qu'étant ordinairement symptomatique d'une irido-choroïdite elle se reconnaît encore aux signes de la maladie qui lui a donné naissance.

L'exophthalmie produite par une tumeur de la glande lacrymale offre des particularités importantes.

La glande en effet reposant sur le segment postéro-supérieur de l'œil et à sa partie externe, toute tumeur de cet organe le pousse en avant d'abord, puis en dedans et en bas.

Ainsi, outre l'exophthalmie, il y a strabisme interne et nasal.

Le déplacement de l'œil est proportionnel au volume de la glande dégénérée, et marche progressivement ou rapidement comme la maladie.

Au début, il est peu prononcé, et le malade ne s'en aperçoit pas toujours le premier. Il augmente insensiblement, en se déviant en bas et en dedans.

Il vient un moment où l'œil par son centre de rotation repose sur le rebord orbitaire. Il suffit alors de lui imprimer une légère pression pour le luxer, c'est-à-dire le chasser hors la cavité même de l'orbite.

On l'y fait rentrer du reste avec la même facilité.

L'exophthalmos peut aller plus loin encore, et l'on a vu l'œil pendant sur la joue.

L'aspect du malade offre à ce moment quelque chose d'aussi bizarre que repoussant.

La paupière supérieure retombe comme un voile inerte sur le globe qu'elle recouvre à peine, l'inférieure est renversée en bas sous la pression de l'œil déplacé, la conjonctive rouge, œdémateuse, forme un chémosis épais entouré de la cornée ulcérée et plus ou moins opaque; les larmes n'étant plus absorbées par les points lacrymaux roulent le long des joues où elles tracent des sillons rouges.

Le globe oculaire est mobile, obéit à ses muscles, excepté à l'externe souvent paralysé. Enfin, la paupière supérieure peut être œdématiée et sillonnée de grosses veines variqueuses.

Pourtant, il n'est pas rare, au milieu de semblables désordres, de voir la cornée saine, le cristallin intact et la vision parfaitement conservée.

Si l'on fait alors un examen ophthalmoscopique, on trouve que la rétine est saine ainsi que la papille; celle-ci est un peu œdématiée, et les vaisseaux qui en émergent congestionnés; c'est la seule lésion qu'on ait notée.

Cette intégrité de l'organe de la vue, quand il a subi un pareil déplacement, a quelque chose de surprenant. Elle s'explique pourtant.

Quand un tissu, quelque inextensible qu'il soit, est soumis à une distension lente, progressive et modérée, il s'y habitue pour ainsi dire et il se laisse étendre sans réagir. Dans l'œil, l'aponévrose orbito-oculaire, les vaisseaux qui le nourrissent, le nerf optique lui-même, cèdent peu à peu à l'effort qui le pousse d'arrière en avant, et il reçoit sa nutrition et possède encore sa sensibilité spéciale.

Quelle différence au contraire si l'exophthalmie est rapide! Outre les troubles circulatoires, la vue est perdue, soit par paralysie du nerf optique, soit par congestion de la papille, soit par décollement de la rétine.

Deux cas se présentent donc! Avec l'exophthalmie, ou l'œil est sain, on il est frappé de mort plus ou moins rapidement.

Quoique la vision soit encore intacte dans un grand nombre de cas, elle subit pourtant quelques modifications, quelques troubles.

Le malade voit des étincelles, des arcs-en-ciel; la pupille est dilatée; les objets impressionnent moins la rétine le jour que la nuit.

Enfin, presque constamment il y a diplopie.

Ce symptôme qui frappe particulièrement les malades, se montre au début, mais ne persiste pas toujours, il est remplacé par l'amblyopie.

Celle-ci même n'existe que quand les deux yeux sont ouverts.

Vient-il à fermer l'œil sain, le malade revoit les objets très-nettement, mais avec moins de précision que de l'autre côté.

A un degré moins avancé, il peut n'y avoir que de la myopie ou de la presbytie selon que l'axe qui unit le pôle antérieur au pôle postérieur a, par suite de la compression, augmenté ou diminué de longueur.

Examen de la tumeur par le toucher. — Il faut qu'elle ait déjà acquis un assez grand volume pour être appréciable aux doigts du chirurgien.

Ce signe est donc postérieur à ceux dont nous avons déjà parlé, mais quand il se présente il est de la plus grande utilité et permet d'établir d'une façon nette et précise le siége de la maladie dans l'organe sécréteur des larmes.

L'hypertrophie glandulaire, ou la dégénérescence peuvent atteindre un lobe éloigné du bord orbitaire, et causer de grands désordres sans se montrer sous les téguments. Mais tôt ou tard, la tumeur vient faire saillie sous la paupière supérieure, le long de l'arcade orbitaire supérieure, et de même dans le cul-de-sac de la conjonctive en haut et en dehors.

Au toucher, elle est dure, bosselée, rénitente, quelquefois fluctuante : tantôt légèrement mobile, tantôt étroitement fixée au plafond de l'orbite avec lequel elle paraît se confondre.

La saillie qu'elle fait du côté des téguments peut être très-accusée. On la voit occuper alors tout l'angle supéro-externe de la cavité, adhérant à la peau de la paupière qu'elle fronce et ride, et dont elle peut amener la perforation, ou bien repoussant simplement en avant et en bas ce même voile membraneux qui conserve toute sa mobilité.

Une fois qu'elle a acquis un volume considérable et qu'elle a amené la destruction de l'œil, elle s'offre sous l'espace d'un vaste champignon fongueux remplissant et débordant l'orbite.

Les ganglions lymphatiques du cou et ceux de la région parotidienne n'offrent aucune altération.

Marche. — La marche de toutes ces tumeurs est essentiellement chronique; elles se développent lentement, les modifications apportées dans les rapports et les axes de l'œil sont produites progressivement sans secousse brusque.

Les kystes sont, de toutes les tumeurs, celles qui croissent le plus vite : fait naturel, puisque leur contenu est un produit normal de sécrétion de la glande lacrymale.

Le cancer encéphaloïde vient ensuite : ici comme ailleurs, il a de la tendance à désorganiser vite les tissus.

Quant aux adénomes et aux squirrhes, il leur a fallu plusieurs années pour se développer et pour venir apparaître à l'extérieur sous forme d'une tumeur encore peu volumineuse.

DIAGNOSTIC DES TUMEURS DE LA GLANDE LACRYMALE.

Aucun des signes que nous venons d'énumérer n'est particulier aux tumeurs de la glande lacrymale, et ne permet d'en affirmer l'existence.

Ils n'ont de valeur qu'autant qu'ils sont réunis, groupés ensemble et comparés aux symptômes fournis par les autres tumeurs de la cavité orbitaire.

Le chirurgien devra donc ne diagnostiquer une dégénérescence quelconque de la glande lacrymale qu'après un mûr examen, et presque par voie d'exclusion.

La question pour lui du reste est double. Il ne suffit pas en effet d'avoir reconnu le siége de la maladie, il lui faut en préciser la nature, et ici plus encore, il est entouré de difficultés presque insurmontables.

La douleur, le larmoiement, l'exophthalmie surtout, se rencontrent dans presque toutes les maladies des organes contenus dans l'orbite; beaucoup de tumeurs en outre, tout à fait étrangères à la glande lacrymale, viennent à un moment donné faire saillie sous le rebord orbitaire supérieur.

L'exophthalmie étant le signe le plus caractéristique et le plus important, nous devons tout d'abord passer en revue les différentes affections capables de la produire et établir les distinctions qui les séparent de celles dont nous avons à nous occuper.

Nous ne ferons que nommer le goître exophthalmique, type pathologique suffisamment défini par la saillie des deux yeux, les palpitations cardiaques, l'hypertrophie du corps thyroïde, maladie générale sans rapport avec une affection toute locale de l'orbite.

Ce fait seul du reste que l'exophthalmie est double doit éloigner la pensée d'une affection de la glande lacrymale: on a bien signalé des cas où les deux glandes étaient simultanément atteintes, mais il s'agissait d'une inflammation chronique de nature scrofuleuse, accompagnée d'engorgements ganglionnaires dans le cou, et l'on ne pouvait se méprendre sur la maladie.

Quant à l'exophthalmie unilatérale, « on peut, dit Wecker (tome I, page 771), renfermer dans deux grands groupes toutes ses variétés.

« Le premier comprendra toutes les formes de maladie dans lesquelles une ou plusieurs des parties qui constituent le contenu de l'orbite ont subi une augmentation de volume; le second, toutes celles qui résultent d'un rétrécissement de la cavité orbitaire, que ce rétrécissement provienne d'ailleurs d'un épanchement soit gazeux, soit liquide, qui diminue l'espace destiné au contenu normal de l'orbite, ou bien qu'il résulte soit d'un épaississement, soit d'une déviation de ses parois. »

A cette seconde classe, correspondent les tumeurs qui nées dans les fosses nasales, dans la fosse temporale, dans le sinus maxillaire, dans les sinus frontaux, qui parties même de la cavité crânienne ont peu à peu envahi l'orbite, et en ont chassé l'œil complétement ou en partie.

Chacune des maladies qui ont pour effet de distendre l'une de ces cavités, et d'amener consécutivement l'exorbitisme se révèle à l'observateur par différénts signes, les uns locaux, les autres de voisinage.

En second lieu, la direction qu'elles donnent à l'axantéro-postérieur de l'œil varie suivant leur lieu d'origine.

Citons quelques exemples :

Qu'une hydropisie se développe dans le sinus maxillaire, qu'une tumeur cancéreuse ou non naisse en un point de ses parois, l'une et l'autre en s'accroissant tendent à déjeter excentriquement les cloisons osseuses qui le limitent. C'est ainsi que la voûte palatine s'abaisse du côté malade, que la paroi interne ou nasale se dévie du côté de la cloison en fermant plus ou moins l'une des narines, et gêne la respiration, que la paroi externe se bombe au niveau de la fosse canine. En même temps est apparu l'exorbitisme, mais la cornée regarde de bas en haut, et le rebord orbitaire inférieur est déformé.

S'agit-il d'une tumeur de la partie supérieure des

fosses nasales, il y aura exorbitisme avec déviation en dehors et un peu en haut, mais avant ce symptôme l'attention du chirurgien aura été éveillée par des épistaxis, la gêne de la respiration, la déviation des parois du nez.

De même, un fongus de la dure-mère qui chasserait le globe oculaire de sa loge osseuse se serait révélé par de graves phénomènes de compression cérébrale.

Les affections des sinus frontaux, les hydropisies et les exostoses dites éburnées peuvent plus longtemps peut-être tenir l'esprit en suspens, par la lenteur de leur développement, leur siége à la partie supérieure de l'orbite. Tôt ou tard pourtant l'erreur n'est plus possible. Il y a exorbitisme avec déviation en bas et en dehors ; une tumeur est apparue à l'angle interne de la cavité orbitaire. Nous plaçons ici deux observations intéressantes qui montreront le parti qu'on peut tirer, pour le diagnostic, des moindres détails.

La première de ces observations nous a été donnée par notre maître, M. le professeur Richet.

Observation XXVI.

Hydropisie du sinus frontal du côté droit. — Ouverture dans l'orbite. Exophthalmos.

M. M....., propriétaire à Avallon, vint, au mois de novembre 1868, consulter M. le professeur Richet, à qui il était adressé par M. le professeur Gubler, pour une tumeur qui avait déterminé une exophthalmie du côté droit.

Ce malade avait déjà consulté plusieurs oculistes qui lui avaient conseillé de prendre les avis d'un chirurgien.

Voici quels étaient ses antécédents :

Cet homme, âgé de 60 ans, éprouvait, depuis plusieurs années, des saignements de nez. Si ceux-ci venaient à se supprimer, il était pris de violentes douleurs de tête, qui lui enlevaient tout sommeil et le jetaient dans des crises nerveuses entièrement pénibles. Un médecin crut qu'il s'agissait de céphalées d'origine syphilique et ordonna le mercure et l'iodure de potassium, sans amener le moindre soulagement.

Parfois, il lui arrivait de rendre par le nez autre chose que du sang, c'est-à-dire du sérum et une matière ressemblant à du pus. Depuis le mois de janvier dernier, depuis neuf mois par conséquent, il n'y a plus eu d'écoulement nasal.

A part cette incommodité, il n'a jamais fait de maladie sérieuse. Il est d'ailleurs fort et bien portant et son affection oculaire ne paraît avoir influencé en rien son bon état de santé.

État actuel. L'œil du côté droit est fortement déjeté *en bas et en dehors*, de sorte que, si l'on tire une ligne horizontale, la cornée droite est située à 2 centimètres au-dessous de la cornée gauche.

Mais, pour voir l'œil, on est obligé de soulever la paupière supérieure œdématiée et comme allongée.

Depuis plus d'un mois, le malade ne distingue même plus le jour de la nuit de ce côté : la conjonctive boursouflée, forme autour de la cornée un chémosis des plus notables, et la pupille est dilatée. Cela permet d'examiner le fond de l'œil où l'on constate que la papille est parfaitement saine, quoique vivement injectée et comme œdématiée. La rétine et la choroïde sont dans un état normal. Le globe oculaire lui-même ne paraît pas augmenté de volume. Ce qui le pousse ainsi en bas et en dehors et ce qui allonge la paupière supérieure, c'est une tumeur semblant occuper la bosse sourcilière, oblongue et allongée comme le sourcil sous lequel elle est située, ce qui paraît avoir rejeté l'arcade sourcilière de plusieurs millimètres en avant de celle du côté opposé.

Si on cherche quelle est la consistance de cette tumeur, on la trouve dure partout, sans bosselures, sans inégalités ; mais si on introduit le bout du doigt indicateur au-dessous du frontal, de manière à le faire pénétrer dans la cavité orbitaire entre le plafond de l'orbite et le globe de l'œil, on trouve alors à la partie moyenne une bosselure parfaitement arrondie, à base large plaquée contre le plafond de l'orbite, molle, fluctuante et jusqu'à un certain point dépressible. On dirait, en effet, qu'en la comprimant on chasse un liquide qu'elle contient et qui reprend sa place sitôt que la compression a cessé. D'ailleurs le malade n'éprouve que peu de douleurs pendant ces diverses explorations, et nous devons noter une légère sensibilité de la peau du front, déterminée probablement par la compression du rameau frontal, et enfin une absence complète de larmoiement.

En tenant compte de ces diverses particularités, du gonflement uniforme de l'arcade sourcilière, de la tuméfaction fluctuante à large base qui est apparue du côté de l'orbite, de la suppression brusque depuis tantôt dix mois de cet écoulement nasal alternativement muqueux, purulent et sanguin, M. le professeur Richèt pense qu'il s'agit de ce que l'on a désigné sous le nom d'hydropisie du sinus frontal, avec perforation de la paroi inférieure de ce sinus, irruption dans l'orbite, et, comme conséquence, exophthalmie progressive en bas et en dehors. Dès lors, il proposa au malade d'ouvrir la tumeur dans le point où elle est fluctuante pour pénétrer par là dans le sinus frontal et y établir un tube à demeure. Après quelques hésitations, cette opération est acceptée et pratiquée le 24 décembre 1868 de la manière suivante :

Immédiatement au-dessous du sourcil, à la base de la paupière supérieure, et parallèlement au pli de ce voile membraneux, une incision de 2 centimètres de longueur est pratiquée, et, après avoir divisé toute l'épaisseur de cette paupière, on arrive sur un kyste dont la paroi membraneuse est assez fortement tendue. Une ponction est pratiquée, et il s'en écoule une quantité considérable d'un liquide filant, visqueux, ayant la couleur du café au lait un peu foncé. L'ouverture est agrandie ; le doigt est porté dans le fond du sac, et on constate qu'il s'élève jusqu'à la partie la plus reculée de l'orbite. Nulle part on ne trouve les os à découvert; mais en retournant la pulpe du doigt en bas et en avant du côté de la bosse sourcilière, on rencontre une ouverture par laquelle une sonde cannelée introduite parcourt manifestement toute la cavité du sinus frontal. Un tube en caoutchouc, perforé de trous latéraux, est introduit et maintenu dans cette ouverture, et le reste du sac est rempli avec de la charpie fine imbibée d'eau de noyer alcoolisée pour en provoquer la suppuration adhésive.

Le lendemain et les jours suivants, le malade se porte à merveille et ne paraît point ressentir la moindre fatigue de l'opération.

Peu à peu on diminue la quantité de charpie introduite dans la portion membraneuse du kyste, et, dès la fin de janvier, il était complétement recollé et il ne restait plus que l'ouverture par laquelle sortait le tube en caoutchouc.

Petit à petit, l'œil s'était replacé dans l'orbite, la paupière supérieure s'étant relevée Quand le malade quitta Paris, dans les premiers jours de mars, il ne restait plus qu'une petite ouverture fistuleuse fournissant à peine chaque jour quelques gouttelettes d'un muco-pus filant. L'œil avait repris peu à peu toutes ses fonctions en repassant par des phases analogues à celles qui avaient amené l'abolition complète de la vue, c'est-à-dire que le malade avait commencé à revoir la lumière, puis bientôt avait distingué les objets, enfin avait pu lire sans fatigue, mais à la condition de fermer l'œil du côté opposé.

En effet, quand il voulait regarder des deux yeux qui n'étaient pas sur le même plan, les objets paraissaient doubles, puis peu à peu la diplopie disparut.

Une fois depuis cette époque, l'ouverture s'étant obturée, le malade fut pris de douleurs violentes, et il se forma un peu d'exorbitisme.

Il revint à Paris, et M. Richet se contenta d'enfoncer une sonde et de donner issue à un peu de pus liquide accumulé pour calmer la souffrance.

Dans le cas où ce phénomène reparaîtrait, M. le professeur Richet a l'intention de perforer la cloison osseuse qui sépare la cavité des fosses nasales du sinus frontal à l'aide d'un instrument recourbé qu'il a imaginé à ce sujet.

Cette ouverture permettrait au liquide de s'écouler directement dans le nez et mettrait obstacle à toute collection nouvelle dans la cavité du sinus.

L'observation suivante a été prise à l'hôpital des Cliniques ; nous nous contentons d'en donner un court résumé.

Observation XXVII.

Exophthalmie consécutive à une exostose du sinus frontal.

Jeune homme âgé de 20 ans, d'une très-bonne constitution, entré à l'hôpital des Cliniques au commencement de juillet 1869.

Au mois de janvier dernier, c'est-à-dire il y a six mois, on lui fait remarquer que son œil droit est plus saillant que celui du côté opposé. Mais il n'a aucune gène, ni aucune douleur dans l'orbite.

Il y a trois mois il ressentit quelques douleurs, eut un strabisme externe et une diplopie qui ne dura que quelques jours. Il y avait un larmoiement abondant. Il ne s'aperçut de rien de particulier du côté de la cavité buccale ou des fosses nasales.

A son entrée il se présente dans l'état suivant : l'œil est complétement sorti de l'orbite, il est en même temps *dévié en bas et en dehors*. Le globe oculaire, légèrement aplati d'avant en arrière, offre quelques altérations. La conjonctive est un peu rouge ; elle est, surtout en dedans, infiltrée de sérosité, il y a comme un léger chémosis.

La cornée se trouble, et à sa partie externe on voit de petites ulcérations.

La chambre antérieure et le cristallin sont comme à l'état normal.

L'examen ophthalmoscopique montre qu'il existe un peu de suffusion séreuse de la papille, que les veines sont engorgées pas suite d'un obstacle à la circulation en retour.

Néanmoins la vue est conservée.

La paupière inférieure est normale, mais la paupière supérieure très-distendue recouvre la partie supérieure du globe oculaire.

A l'angle interne et supérieur de l'orbite, œdème assez prononcé.

Par la palpation, on trouve en cette région une tumeur de la grosseur apparente d'une noix, complétement immobile, et très-adhérente à la face inférieure du frontal ; il semble même que cette adhérence se fait par une large base.

Cette tumeur, recouverte par les téguments de la face, paraît bosselée, inégale et d'une dureté éburnée. En dedans, elle arrive jusqu'à l'apophyse montante du maxillaire supérieur, en dehors au tiers interne de l'arcade sourcilière.

Impossible de limiter la tumeur en arrière,

. Une petite aiguille d'acier enfoncée dans les téguments n'a pu pénétrer dans la tumeur.

Devant l'ensemble de ces signes, M. le professeur Richet diagnostique une exostose éburnée, ayant pris naissance dans le sinus frontal et s'étant développée à la partie supérieure et interne de la cavité orbitaire.

M. Richet incise les téguments à la partie supérieure et interne de l'arcade sourcilière. La tumeur est mise à nu ; elle est adhérente par une large base au frontal.

A l'aide d'une gouge, elle est énucléée facilement et pour ainsi dire cueillie à sa surface d'implantation.

Ainsi, en résumé, toutes les fois que l'exophthamie est produite par la présence d'une tumeur ou d'une collection liquide ayant pris naissance dans l'une des cavités voisines : 1° la déviation de l'axe antéro-postérieur de l'œil n'est pas la même que dans les affections de la glande lacrymale ; 2° les bords de l'orbite sont plus ou moins déformés ; 3° la tumeur, quand elle apparaît, a un autre siége que l'angle supéro-externe de la cavité orbitaire ; 4° enfin, il y a des signes particuliers variables, quelquefois graves, et sans aucune relation avec ceux que déterminent les maladies de l'organe sécréteur des larmes.

Quant aux tumeurs qui sont produites aux dépens d'un des éléments anatomiques de l'orbite, elles sont fort nombreuses, mais peuvent être divisées en deux grandes classes, selon qu'elles sont ou ne sont pas de nature inflammatoire.

A la première variété, répond surtout le phlégmon rétro-oculaire. Mais cette maladie, aussi grave par son intensité que par les complications qui la suivent, a de nombreux signes qui la font reconnaître sans difficulté. C'est la fièvre, un ensemble de symptômes généraux redoutables, la projection brusque et très-prononcée de l'œil, l'œdème et la rougeur des paupières, quelquefois une méningite par propagation.

De même la périostite aiguë, qui est rare, s'accompagne d'un mouvement fébrile intense, de nausées, de compression de l'œil, et se termine par la formation d'un abcès qui vient se montrer sur un des points du rebord orbitaire.

La périostite chronique, avec ou sans nécrose des parois de l'orbite, peut, en certains cas, donner le change par la lenteur de sa marche, la formation progressive de l'exophthalmos, etc.

Si elle a pour siége le plafond de l'orbite, le diagnostic

est fort longtemps entouré des plus grandes difficultés.

On trouve dans les *Annales d'oculistique* (t. XXIII) le compte-rendu du débat survenu entre les homœopathes et les allopathes d'Allemagne, au sujet de la maladie bizarre du maréchal Radetzki. Le célèbre général autrichien, à la suite de longues manœuvres à cheval, fut pris de vives douleurs dans l'orbite du côté droit, et l'œil fut chassé de sa cavité, pressé par une tumeur qui semblait avoir pour origine l'angle interne et supérieur du plafond orbitaire.

On diagnostiqua tour à tour un squirrhe, un encéphaloïde, une exostose, etc.

Il s'agissait d'une collection purulente qui, s'étant enfin ouverte, se tarit peu à peu, et naturellement.

Les tumeurs non inflammatoires sont beaucoup plus nombreuses, et peuvent beaucoup plus facilement être confondues avec celles dont le siége est dans la glande lacrymale. Cependant, le diagnostic n'est embarrassé que dans certains cas faciles à déterminer.

Il faut en effet, au point de vue de la clinique, distinguer celles de ces tumeurs qui ont pour siége la partie profonde du sommet de l'orbite, et celles qui prennent naissance sur le pourtour de cette cavité ou dans son voisinage.

Les premières mettent un temps très-long avant d'être appréciables au toucher, et de venir faire saillie au dehors : elles agissent surtout sur le globe de l'œil qu'elles poussent *directement en avant* d'habitude, puisque c'est sur son segment postérieur qu'elles se trouvent placées. En outre, elles compriment plus ou moins le nerf optique et les vaisseaux qui l'entourent. Vu à l'ophthalmoscope, le fond de l'œil offre alors des lésions nombreuses. La papille est congestionnée, œdémateuse; les veines de la rétine sont gonflées, variqueuses; il se fait d'abord dans cette membrane de petites hémorrhagies qui la décollent; plus tard, il y a atrophie du nerf et de la papille, et la vision finit par s'abolir.

Tels sont les exostoses, les lipomes, les fibromes, enfin les tumeurs malignes placées au sommet de l'orbite.

Nous ne faisons que nommer les anévrysmes et les tumeurs érectiles de cette cavité, qui produisent également l'exophthalmie. Quand une lésion semblable se développe en cette région, elle s'étend plus ou moins aux paupières qui sont sillonnées de grosses veines variqueuses : il y a du souffle, du susurrus, tous phénomènes aussi frappants pour le malade que pour l'observateur.

Les tumeurs qui, au contraire, avoisinent le pourtour de l'orbite, ne produisent pas seulement une simple projection de l'œil en avant, elles en changent les axes suivant leur point d'implantation ou leur lieu d'origine.

Puis, un peu plus tôt ou un peu plus tard, elles se montrent sous la paupière qu'elles repoussent en avant.

Leur action sur la nutrition et l'innervation de l'œil est moins grande et moins directe, et celui-ci reste sain plus longtemps.

Parmi ces tumeurs, le chirurgien ne peut être embarrassé qu'au sujet de celles qui siégent au niveau ou près de l'angle supérieur et externe de l'orbite.

Or, les plus fréquentes en ce point sont les kystes.

Il y en a de différentes espèces.

Les uns siégent dans deux petites bourses séreuses

accidentelles, situées au-dessus et au-dessous du releveur de la paupière supérieure. Tant qu'ils n'ont pas acquis un volume considérable, ils sont faciles à reconnaître.

Plus tard, leur diagnostic devient fort difficile. Ils sont tendus en effet, et donnent rarement lieu à de la fluctuation. Une ponction exploratrice est donc nécessaire.

Les autres siégent dans le tissu cellulaire périglandulaire ; leurs signes se confondent avec ceux des kystes lacrymaux, et nous ne croyons pas qu'il soit possible de les différencier.

Il est une autre variété importante : ce sont les kystes folliculaires.

Ceux-ci prennent naissance dans la paupière supérieure, dans l'un des follicules du derme, puis ils peuvent s'enfoncer à une profondeur variable dans l'orbite.

Ils sont surtout fréquents dans le jeune âge.

Pour les reconnaître, il faut consulter les antécédents, s'informer si la tumeur n'a pas siégé dans la paupière. Souvent, au reste, on en trouve des traces dans celle-ci, et une fistule très-petite, quelquefois obturée par une croûte épithéliale, vient mettre sur la voie.

Une fois que le siége de la tumeur est reconnu, il reste à déterminer quelle est sa nature.

C'est assurément là le point obscur et difficile. Les kystes, les adénomes, les squirrhes de la glande lacrymale se ressemblent par la lenteur de leur marche, leur volume et leurs symptômes particuliers.

Les kystes ordinairement se développent un peu plus

vite ; souvent ils sont fluctuants, on peut toujours du reste pratiquer une ponction exploratrice.

Les squirrhes et l'encéphaloïde arrivés à une certaine période, s'accompagnent des signes ordinaires de la cachexie cancéreuse.

On sera porté du reste à croire à une tumeur de cette nature, si dans le sein ou dans les organes de la génération se trouve quelque lésion maligne.

Les tumeurs hypertrophiques constituant la plus grande partie des tumeurs observées dans la glande lacrymale, c'est à elles qu'il faudra penser ordinairement.

On a décrit pourtant une hypertrophie de la glande lacrymale de nature syphilitique (1).

Il serait donc bon, avant toute tentative d'extirpation, d'examiner les antécédents et s'il y a lieu, de donner le traitement antisyphilitique.

Pronostic. - Les différentes espèces de tumeurs de la glande lacrymale n'ont de gravité qu'autant qu'on les abandonne à elles-mêmes.

Leur conséquence funeste dans ces cas est la perte de l'œil : bien plus, elles peuvent, en s'étendant, en remplissant, puis en débordant l'orbite, déterminer des phénomènes de compression cérébrale, ou bien amener une suppuration abondante qui jette le malade dans le marasme.

Quand elles n'ont pas cette terminaison funeste et qu'elles restent limitées dans leur volume, elles consti-

(1) L'observation en a été publiée dans un journal de médecine allemand que nous n'avons pas pu nous procurer.

tuent une difformité gênante, dimininuent ou suppriment d'un côté l'acuité de la vision et la vue ellemême.

Les plus graves de toutes sont les affections de nature maligne, telles que l'encéphaloïde, à cause de la rapidité de sa marche, de sa tendance à envahir l'œil ou les parois orbitaires.

Le chloroma, nous l'avons dit, n'est point propre à la glande lacrymale, il envahit la dure-mère, la membrane de Schneider, quelques viscères, il est toujours fatalement suivi de mort.

Traitement. — Il varie suivant la nature des tumeurs, mais le plus souvent il se borne à l'extirpation de la glande dégénérée.

La ponction simple ne peut, croyons-nous, guérir les kystes lacrymaux et expose à la formation de fistules vraies.

La ponction avec injection d'un liquide irritant ne doit pas être tentée à cause du voisinage de l'œil, et de crainte que le tissu cellulaire rétro-oculaire ne vienne à s'enflammer consécutivement. Ce serait exposer le malade à des accidents beaucoup trop graves.

Le mieux est, les téguments et l'aponévrose orbito-oculaire, ayant été incisés, et le kyste étant mis à découvert, d'exciser une portion de la poche, et de déterminer une inflammation de ce qui en reste, soit par le nitrate d'argent, soit en y mettant une petite boulette de charpie.

Ce moyen ne peut s'appliquer du reste qu'aux kystes situés immédiatement derrière l'aponévrose palpébrale. S'ils sont plus profonds, si le tissu de la glande les entoure, l'extirpation devient indiquée.

Hynes Walton prétend avoir, par les fondants seuls, fait disparaître des hypertrophies. Ne s'agissait-il pas là plutôt de simples engorgements scrofuleux?

Szokalski a donné le conseil de lier en masse les conduits excréteurs de la glande afin d'en déterminer l'atrophie : opération difficile, et ne répondant pas au but que l'on se propose, puisqu'elle est fondée sur une erreur physiologique.

Règle générale, il faut avoir recours à l'extirpation de la glande lacrymale, dès que l'exophthalmie expose l'œil à l'inflammation et a déjà diminué la vue.

Les procédés employés sont assez nombreux, car on ne s'est pas borné à pratiquer cette opération pour les cas de tumeurs, on a voulu enlever la glande saine dans certains cas d'épiphora, afin de supprimer la source même des larmes.

Le procédé ordinaire consiste à faire une incision parallèlement aux plis transversaux de la paupière supérieure. On coupe successivement la peau, le tissu cellulaire, l'aponévrose palpébrale, et on tombe sur le point le plus saillant de la tumeur. A l'aide du doigt, du manche du scalpel ou d'une sonde cannelée, on détache celle-ci de ses adhérences fibreuses ou cellulaires.

Il existe ordinairement un pédicule vasculaire; il faut le lier en masse : s'il est trop profondément situé, il suffira, pour prévenir une hémorrhagie, de le tordre au moyen d'une pince à ligature.

Velpeau a indiqué un procédé différent. Il prolonge la commissure externe des paupières du côté des tempes. Cela lui permet de découvrir la partie externe de la circonférence supérieure de l'orbite et d'attaquer par là la tumeur.

Il faut dans quelques cas faire une incision semi-lunaire comprenant la conjonctive.

Le procédé le plus généralement employé est celui de M. Halpin.

Il consiste à tirer fortement en bas la paupière supérieure, jusqu'à ce que le sourcil préalablement rasé soit au niveau de la circonférence de l'orbite. L'incision est pratiquée en cet endroit, elle est à convexité supérieure.

La glande une fois enlevée, on lâche la paupière supérieure ; la plaie remonte en haut, et la cicatrice est cachée plus tard par le sourcil.

Les suites de l'extirpation de la glande lacrymale sont rarement dangereuses : les accidents notés sont le phlegmon rétro-orbitaire et la destruction de l'œil. Aussi pour les prévenir, est-il prudent de ne point recourir à le suture des lèvres de la plaie qui empêcherait l'issue du pus.

Paris. A. Parent, imprimeur de la Faculté de Médecine, rue M.-le-Prince, 31.

www.ingramcontent.com/pod-product-compliance
Ingram Content Group UK Ltd.
Pitfield, Milton Keynes, MK11 3LW, UK
UKHW031937260826
14628UKWH00004B/1677